中国医学临床百家·病例精解

解放军总医院第三医学中心

儿童恶性肿瘤

病例精解

刘秋玲 / 主　编

科学技术文献出版社
SCIENTIFIC AND TECHNICAL DOCUMENTATION PRESS
·北京·

图书在版编目（CIP）数据

解放军总医院第三医学中心儿童恶性肿瘤病例精解/刘秋玲主编. —北京：科学技术文献出版社，2020.11

ISBN 978-7-5189-7123-7

Ⅰ. ①解… Ⅱ. ①刘… Ⅲ. ①小儿疾病—癌—病案—分析 Ⅳ. ①R73

中国版本图书馆 CIP 数据核字（2020）第 173812 号

解放军总医院第三医学中心儿童恶性肿瘤病例精解

策划编辑：吴 微 责任编辑：胡 丹 吴 微 责任校对：张吲哚 责任出版：张志平

出 版 者 科学技术文献出版社
地 址 北京市复兴路 15 号 邮编 100038
编 务 部 （010）58882938，58882087（传真）
发 行 部 （010）58882868，58882870（传真）
邮 购 部 （010）58882873
官 方 网 址 www.stdp.com.cn
发 行 者 科学技术文献出版社发行 全国各地新华书店经销
印 刷 者 北京虎彩文化传播有限公司
版 次 2020 年 11 月第 1 版 2020 年 11 月第 1 次印刷
开 本 787×1092 1/16
字 数 166 千
印 张 14.5
书 号 ISBN 978-7-5189-7123-7
定 价 96.00 元

编 委 会

前　言

　　恶性肿瘤在儿童中的发病率很低，常以百万分之几来表示，但却是威胁儿童生命的主要疾病。随着感染性疾病的有效控制，恶性肿瘤在我国儿童死因顺位中已仅次于意外伤亡而跃居第二，与欧美发达国家一致。半个世纪以来，在我国儿童肿瘤工作者的共同努力下，恶性肿瘤患儿的预后已得到明显改善，诊治水平与欧美发达国家间的差距越来越小，一些肿瘤（如急性淋巴细胞白血病）的诊治水平在规范诊疗单位已达到国际先进水平。近几年，中国抗癌协会、中华医学会儿科学分会血液学组、中华医学会小儿外科肿瘤组多次组织国内儿童肿瘤知名专家制定、修订了几种常见儿童肿瘤诊疗专家共识，使我国儿童恶性实体瘤的诊治工作更趋规范。越来越多的放疗科医师与儿外科医师、儿内科医师一起参与到儿童恶性实体瘤的诊疗活动中来，一些单位已初步形成了多学科合作诊疗模式，极大地推动了我国儿童实体瘤规范治疗的进程。一些单位还开展了儿童恶性肿瘤的舒缓治疗，成立了"生命卫士俱乐部"，关心肿瘤患儿及其家庭。社会上一些"爱心妈妈"自发帮助白血病患儿。大病保险、新农合等制度的推行，为恶性肿瘤患儿的治疗提供了经济上的援助，使更多的患儿能够接受治疗。但我们还应清醒地看到，与欧美发达国家相比，无论在流行病学监测、病因学研究，还是在规范诊疗、新药研发使用等多个环节，我国儿童恶性肿瘤尤其是恶性实体瘤的整体水平仍有很大差距。就诊治技术而言，我国儿童实体瘤的诊断技术水平明显参差不齐，一些地区的诊断手段还十分有限；一些基层医师缺乏儿童恶性肿瘤的相关知识及警惕性，常常导致误诊误治；由于缺乏常规健康查体，导致我国70%的恶性实体瘤患儿诊断时已进入中晚期，这也是造成我国患儿预后差的一个重要原因；国内中晚期患儿术前活检率仍很低，大部分单位由于病理医师的短缺，难以开展附加病理检测，使病理报告止于疾病诊断，而缺乏进一步的病理分型与分期，也缺乏相关基因检测等；部分临床医师还不能认真落实分期、分型诊断及按照不同危险度进行分层治疗；能开展多学科合作诊疗、分子靶向治疗的单位还十分少等。这些都需要我们加快推进儿童肿瘤诊疗的技术和理念。

解放军总医院第三医学中心（原武警总医院）儿科，自1994年开始儿童白血病、淋巴瘤等血液肿瘤的诊治工作，2002年开始儿童恶性实体瘤的诊治工作，在收治了大量恶性肿瘤患儿后，积累了自己的一些经验、认识和体会，本书就是这些经验、认识和体会的总结。在众多的病例中，我们按照典型病例、特殊病例、罕见病例的要求，在神经母细胞瘤、肾母细胞瘤、肝母细胞瘤、生殖细胞瘤、横纹肌肉瘤、视网膜母细胞瘤、白血病等常见儿童恶性肿瘤病例中进行筛选，并结合这些筛选出来病例各自的病史特点及诊疗过程，由一级医师、二级医师、三级医师逐级展开病历摘要、诊疗过程分析、讨论、经验教训点评等书写。在分析总结中还穿插进该病例所涉及疾病的基本诊疗技术及最新诊治信息。

此书的编写，也是对我们多年来开展儿童恶性肿瘤诊治工作的一次大检阅和系统回顾，它让我们看到了自己的进步，更看到了自己的不足，也让我们得到了一次自己教育自己、进一步学习提高的机会。

由于我们的技术水平有限，本书在以下几方面存在不足和局限性，希望各位读者知情，如：由于我们尚未常规开展术前穿刺活检，不能一期手术完整切除的中晚期患儿的病理分型可能会受到术前化疗的影响，出现偏移；由于我们不能开展 MIBG 检查和治疗，不能开展自体造血干细胞移植下的超大剂量化疗及抗 GD2 单克隆抗体治疗等，使高危神经母细胞瘤的预后受到一定影响；我们所挑选的个别病例随访时间相对较短，难以评价其长期预后；受篇幅所限，每例病例的资料都压缩得很短，可能会带来理解上的一些困难等。但笔者认为，这些病例都是我们临床中经手的患儿，他们的起病表现、病情发展的起起落落、最终预后改变等，都是活生生的例子，其中有经验，也有教训，或许会对广大致力于儿童肿瘤诊治工作的一线医师起到一定的借鉴作用，从而为推广我国儿童肿瘤规范诊疗尽我们的绵薄之力。果能如此，我们将感到无比欣慰。

在此书的编写过程中，全科医师加班加点，在大量的病历堆里挑选资料相对完整又有代表性的病例，在病例分析、点评的过程中，他们还查阅了大量最新医学文献，这一过程实属不易，在此，对他们的辛苦付出表示衷心感谢。儿童实体瘤的治疗需要多学科的合作与配合，在此，笔者也想代表全科同志对多年来支持我们工作的麻醉手术科、普外科、眼眶科、神经血管外科、重症监护科、放疗科、磁共振科、CT 科、核医学科、病理科、超声科、检验科、输血科等相关科室的同仁表示衷心的感谢，没有他们的通力支持与帮助，我们的工作难以顺利开展。

解放军总医院第三医学中心儿科主任

摘　要

　　本书总结了30例儿童肿瘤病例。分别为典型肿瘤病例、特殊肿瘤病例、罕见肿瘤病例。其中典型病例21例，包括：肾母细胞瘤2例；神经母细胞瘤5例；肝母细胞瘤1例；横纹肌肉瘤3例；胰母细胞瘤1例；伯基特淋巴瘤1例；急性髓系白血病1例；视网膜母细胞瘤1例；不同部位的恶性生殖细胞瘤4例；卵巢恶性生殖细胞瘤1例；肾上腺皮质癌1例。特殊病例5例，包括：肾母细胞瘤伴周围神经损伤1例；肾母细胞瘤继发肺转移瘤2例；肾母细胞瘤合并药物性肝损害1例；神经母细胞瘤侵犯肾脏1例。罕见病例4例，包括：肝母细胞瘤伴性早熟1例；神经母细胞瘤合并眼阵挛-肌阵挛综合征1例；肾透明细胞肉瘤合并下腔静脉巨大瘤栓1例；骶尾部恶性生殖细胞瘤合并神经源性膀胱1例。本书内容相对全面、丰富，条理清晰，科学性、临床实用性强，适合临床儿科肿瘤医师及相关人员参考阅读。

目 录

典型肿瘤病例

特殊肿瘤病例

罕见肿瘤病例

典型肿瘤病例

001 肾母细胞瘤 1

病历摘要

患儿男性，3岁，主因"发现腹部包块2周"入院。

现病史： 入院前2周，患儿排尿时家长发现其左腹部隆起一包块，约成人拳头大小，无触痛，不伴腹泻、便秘、排尿困难、尿痛、血尿等。立即到当地医院就诊，行腹部CT检查，结果提示：左腹部可见一类圆形团块影，大小约5.5 cm×8.2 cm×7.5 cm。次日转诊上级医院，化验神经元特异性烯醇化酶（neuron specific enolase，NSE）26.8 ng/mL；复查腹部超声及腹部增强CT，结果均提示：左肾区占位，符合肾母细胞瘤。为进一步诊治入我院。

入院查体：神清，轻度贫血貌，心、肺未见异常；腹软，左腹部可触及一包块，大小约8 cm×5 cm，未过腹中线，上极触不清，下极约达肋缘下5 cm，表面光滑，质硬，边界清，无压痛，活动度差，肝脾肋下未触及。经脐腹围47 cm，最大腹围54 cm。

辅助检查：

腹部超声：左肾区可见一低回声包块，范围约8.2 cm×6.4 cm×6.0 cm，边界清晰，形态尚规则，内未见明显囊腔或钙化，未见明显包绕大血管，包块占据左肾门，左肾大小约10.8 cm×6.0 cm，左肾静脉及下腔静脉内未见瘤栓，未见明显肿大淋巴结。未见腹水。右肾大小为7.8 cm×2.9 cm，实质回声及结构未见异常，内未见具体占位。肝不大，肝实质回声均匀，肝内外胆管无扩张，胆囊（－）。胰腺不肿，胰管无扩张。脾肋下未触及，实质回声均匀。印象：左肾占位，符合肾母细胞瘤。

腹部增强CT（图1）：左肾可见团块状混杂密度占位性病变，内可见软组织密度、斑片状低密度及少许高密度点片影，增强后肿物不均匀强化，内可见不规则强化血管影，肿物大小约81.7 mm×67.5 mm×85.5 mm，位于左肾前侧，残肾包绕边缘，左侧肾盂肾盏受压并局限扩张，左侧输尿管上段增粗，左肾动脉呈上下两支，左肾静脉受压，增强后左肾静脉及下腔静脉内未见明显充盈缺损影，胰腺尾部受压前移，脾形饱满，余肝脏、胰腺及右肾未见明显异常。印象：左肾占位，肾母细胞瘤可能性大。

入院诊断：腹膜后恶性肿瘤：肾母细胞瘤？

诊治经过：入院后参照儿童肾母细胞瘤诊断治疗建议（2016）按照Ⅱ期方案行术前减容化疗，1个疗程，具体方案为：长春地辛

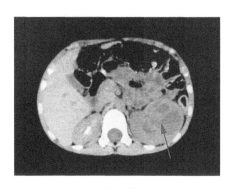

左肾占位。

图 1　治疗前腹部 CT

1.8 mg 静脉推注，第 1 天；放线菌素 D 160 μg 静脉滴注，第 1～第 5 天。化疗结束 2 周后评估，复查腹部增强 CT（图 2），结果提示：左肾可见团块状混杂密度占位性病变，内可见软组织密度、斑片状低密度及少许高密度点片影，增强后肿物不均匀强化，内可见不规则强化血管影，肿物大小约 6.5 cm×6.6 cm×5.6 cm，位于左肾前侧，残肾包绕边缘，左侧肾盂肾盏扩张，左侧输尿管上段增粗，左肾动脉呈上下两支，左肾静脉受压，增强后左肾静脉及下腔静脉内未见明显充盈缺损影，胰腺尾部受压前移，脾形饱满，余肝脏、胰腺及右肾未见明显异常。印象：左肾占位，肾母细胞瘤可能性大，较前缩小。腹部超声结果提示：左肾区可见一低回声包块，范围约 7.0 cm×6.6 cm×6.6 cm，边界清晰，形态尚规则，内未见明显囊腔或钙化，未见明显包绕大血管，包块占据左肾门，左肾静脉及下腔静脉内未见瘤栓，未见明显肿大淋巴结，未见腹水；右肾大小为 7.1 cm×3.0 cm，实质回声及结构未见异常，内未见具体占位。印象：左肾肾母细胞瘤，瘤体较前缩小。评估结果：肿瘤缩小 10%，化疗有效，可行手术。之后在全麻下行左腹膜后肿物切除术。术中所见：腹腔无渗液，肿瘤来源于左肾中极肾门附近，切开左结肠沟侧腹膜，将降结肠及系膜翻向右侧暴露肿物，见其直径约 5 cm 来自左肾中段前方，包膜完整，色灰白，小心分离，分别切断结扎左输尿管及左肾动静脉，完整切除肿物，清理肾周脂肪囊，查肾蒂旁小淋巴结数枚，直径约 0.3 cm，切除送病理。术后病理结果（图3）：（左）肾母细胞瘤（胚芽为主型），肿瘤组织见大片状出血、坏死，脉管内见瘤栓，血管及输尿管断端均未见肿瘤浸润，（左肾蒂旁）淋巴结反应性增生（0/3）。免疫组化（外院）：Vimentin（＋）、CKAE1/AE3（＋）、Ki-67（80%＋）、WT-1（＋）、EMA（－）、Bcl-2（＋）、NSE（肿瘤组织和淋巴结两个部位）均（－）、Desmin（－）、CD10（－）、CD99（－）、CD56（－）。术后仍参照儿童肾母细胞瘤诊断治疗建议（2016）按照Ⅱ期方案共行9周期的化疗，分别为 A、B 两个方案交替。A 方案：长春新碱1 mg，静脉推注，第 1 天；放线菌素 D 200 μg，静脉滴注，第 1 ～第 5 天；B 方案：长春新碱 1 mg 静脉推注，第 1 天，表柔比星20 mg 静脉点滴，第 1～第 2 天。治疗约 8 个月后停止化疗。停化疗前对患者进行全面评估，包括头颅核磁、脑电图、心电图、心脏超声、腹部超声、腹部增强 CT、肺部 CT、生化、血常规、早期肾功能损害，均未见异常。现已停治疗 19 个月，行 10 次复查评估，均未发现复发转移灶。目前患儿仍处于复查、随访阶段。

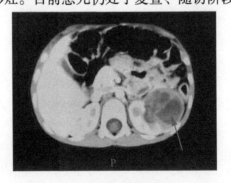

化疗后左肾肿瘤缩小。

图2　化疗后、术前复查腹部 CT

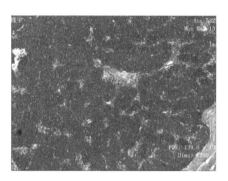

肾母细胞瘤（胚芽为主型）；肿瘤组织见大片状出血、坏死，脉管内见瘤栓；血管及输尿管断端均未见肿瘤浸润。

图3　左肾肿瘤切除术后病理

🔬 病例分析

　　该患儿为 3 岁幼儿，以腹部无痛性包块为首发症状。入院时查体，在患儿腹部偏左侧可触及一约成人拳头大小包块，未过腹中线，上极触不清，下极达左侧肋缘下约 5 cm，表面光滑，质硬，无压痛，固定。从腹部超声及腹部增强 CT 结果看，肿瘤来源于左肾，占据左肾门，残肾包绕边缘，左侧肾盂肾盏受压并局限扩张，左侧输尿管上段增粗，左肾动脉呈上下两支，左肾静脉受压，增强后左肾静脉及下腔静脉内未见明显充盈缺损影，排除瘤栓可能。肿瘤标志物检查仅 NSE 稍增高，但影像学已经确定来源于肾脏的占位，对于儿童来说，肾母细胞瘤最常见。综合入院前后所有辅助检查，排除肺部及其他部位转移，先按肾母细胞瘤 Ⅱ 期行术前减容化疗。1 个疗程后评估，肿瘤明显缩小，立即行手术治疗，将肿瘤及患侧肾脏完整切除，术后病理支持肾母细胞瘤诊断，以胚芽为主型，属于预后良好的组织学分型，再次评估，仍为肾母细胞瘤 Ⅱ 期，参照儿童肾母细胞瘤诊断治疗建议（2016）按照 Ⅱ 期方案进行化疗。目

笔记

前已经结束化疗19个月，仍在随访、复查阶段。

　　肾母细胞瘤在儿童肾脏肿瘤中最为常见，又称肾胚胎瘤、Wilms瘤，是婴幼儿最多见的恶性实体瘤之一，也是目前应用现代化综合治疗最早和效果最好的恶性实体瘤。发病时多无特殊临床表现，75%的患儿因腹胀或家长在给患儿洗澡时无意中发现的无痛性腹部包块就诊。该患儿首发症状符合肾母细胞瘤的发病特点，季肋区无痛性包块，表面光滑、质硬。但临床也有少数患者以血尿、腹痛、低热为首发症状就诊。对于少数晚期患儿，可出现因肿瘤巨大，向上挤压膈肌，产生气促、呼吸困难、食欲欠佳的临床表现；还可以出现乏力、贫血、消瘦等症状。临床发现腹部包块后，应立即行腹部超声及腹部增强CT检查，多方面明确肿瘤位置、大小、与周围组织关系，血管内有无瘤栓，同时行一些特殊的肿瘤标志物检查，进行鉴别诊断。该患儿影像学提示肿瘤来源于左肾，未包绕血管，无明显钙化灶，基本排除肝母细胞瘤、胰母细胞瘤、神经母细胞瘤，故无须进一步查甲胎蛋白（α-fetoprotein，AFP）、尿香草杏仁酸（vanillyl mandelic acid，VMA）等，肾母细胞瘤发生骨转移、骨髓转移的概率低，也可暂时不查，但后期治疗过程中如果出现复发或疑似转移，需完善上述两项检查，同时行头颅CT、PET-CT等检查。但肾母细胞瘤易发生肺部继发转移瘤，初诊时一定要行肺部CT检查，该患儿肺部CT检查未见异常。

　　目前国际上对于肾母细胞瘤的诊疗研究主要有两大组织，即以美国为首的儿童肿瘤协作组（children's oncology group，COG）和欧洲为首的国际儿童肿瘤协会（International society of pediatric oncology，SIOP），两者区别在于前者主张术前新辅助化疗。我院对肾母细胞瘤治疗多采用术前减容治疗—手术—化疗/放疗。该患儿化疗方案参照儿童肾母细胞瘤诊断治疗建议（2016），行术前减容化疗 1 个疗程，评估肿瘤较前缩小，即行手术治疗，术后行 9 个疗程化疗，具体剂量同术前。治疗正规，预后好。但需注意，该患儿病理检查结果提示 Ki-67 值高达 80%~90%，且脉管内见瘤栓，故向家长交代，在随访阶段需严格按时间及规定进行复查，做到复发时能被早发现、早治疗。

病例点评

该例患儿为典型肾母细胞瘤病例，总结分析患儿资料，有以下几点需要临床注意：①肾母细胞瘤为腹膜后肿瘤，呈无痛性生长，很难早期发现，该例患儿发现时肿瘤已经很大，占据整个肾门。提醒我们要进行科普宣教，尽量开展包括婴幼儿在内的儿童健康查体，以便早期诊治。②该例患儿术前各种影像学检查未发现有脉管内瘤栓，但术中发现有脉管内瘤栓，提醒我们要与影像科进行多学科会诊，以减少漏诊，达到准确分期。③该例患儿因肿瘤较大，占据整个肾门而未直接手术，采取化学减容后才进行手术。现代治疗原则，对于术前曾进行过化疗的患者无论术前是否进行过活检均应归为Ⅲ期进行治疗。但本例术后仍按Ⅱ期治疗。病理为预后良好型的Ⅱ、Ⅲ期肾母细胞瘤术后化疗方案相同，只是前者不需放疗，而后者需在术后第 10 天进行瘤床甚至全腹放疗。该例患儿未进行放疗，随访至今未见复发，将来是否会复发，尚需进一步观察。

参考文献

1. 汤静燕，潘慈，徐敏，等.上海儿童医学中心 WT-99 方案诊治儿童肾母细胞瘤临床报告.中华儿科杂志，2003，41（2）：131－134.

2. 陈静，汤静燕，陆琴，等.儿童肾肿瘤多中心协作方案诊治随访报告.中华儿科杂志，2016，54（11）：808－813.

3. BROK J, TREGER T D, GOOSKENS S L, et al. Biology and treatment of renal tumors in childhood. Eur J Cancer, 2016, 68：179 - 195.

4. EHRLICH P F, ANDERSON J R, RITCHEY M L, et al. Clinicopathologic findings predictive of relapse in children with stage Ⅲ favorable histologr Wilms'tumor. J Clin Oncol, 2013, 31（9）：1196 - 1201.

5. 赵卫红，华瑛，卢新天，等. 小儿肾母细胞瘤综合治疗长期疗效. 实用儿科临床杂志，2010，25（23）：1786 - 1787.

002 肾母细胞瘤 2

病历摘要

患儿男性，2 岁 8 个月，主因"发现腹部肿物 1 年余"入院。

现病史：家长于入院前 1 年无意中发现患儿左下腹部包块，约鸭蛋大小，质硬，无压痛，无不适，就诊当地医院行腹部超声检查，结果提示：左腹部包块大小约 7 cm×9 cm×8 cm，未予治疗。随后肿块逐渐增大。入院前 1 周，再次行腹部超声检查，结果提示：腹膜后可见巨大囊实性混合回声占位，大小约 17 cm×12 cm×15.7 cm，提示左肾区巨大混杂密度占位性病变，考虑肾母细胞瘤。腹部 CT 示：腹部明显膨隆，左腹部肾区可见巨大不规则形混杂密度占位性病变，瘤体大小约 15 cm×12 cm×18 cm，提示：左肾区巨大混杂密度占位性病变，考虑肾母细胞瘤。建议进一步治疗。

入院查体：精神反应好，全身皮肤未见皮疹及出血点，无贫血貌，心、肺未见异常。腹部膨隆，最大腹围 56 cm，经脐腹围

49 cm，可触及巨大包块，质硬，无压痛，双下肢活动自如，无水肿，双侧腹股沟可触及多个黄豆大小淋巴结，活动度好。

辅助检查：C-反应蛋白 26.21 mg/L，白细胞 13.41×10^9/L，中性粒细胞百分比 72.2%，淋巴细胞百分比 22.9%，单核细胞 3.7%，血红蛋白 110 g/L，血小板 294×10^9/L。生化：乳酸脱氢酶（lactic acid dehydrogenase，LDH）619 U/L。人绒毛膜促性腺激素（human chorionic gonadotropin，hCG）< 1.00 IU/L。血清铁蛋白 10.8 ng/mL，AFP 25.90 ng/mL。NSE 105.9（0 ~ 16.3）ng/mL。尿高香草酸（herpes virus ateles，HVA）与尿肌酐（creatinine，Cr）比值（HVA/Cr%）0.676%（0.2% ~ 4.3%），香草杏仁酸与尿肌酐比值（VMA/Cr%）3.732%（3.4% ~ 51.4%），尿肌酐 2475 μmol/L。

胸部 CT 未见异常。

腹部 CT（图 4）显示腹部明显膨隆，左腹部肾区巨大不规则形混杂密度占位性病变，瘤体大小约 15 cm × 12 cm × 18 cm，提示：左肾区巨大混杂密度占位性病变，肾母细胞瘤。腹部常规 + 淋巴结超声：腹膜后可见巨大囊实性混合回声占位，17 cm × 12 cm × 15.7 cm，紧贴左肾集合系统致使左肾积水并将左肾向外侧推挤。此瘤体外缘形成一小突起，大小约 2.7 cm × 2.5 cm × 2.6 cm，其内可探及血流信号并延伸至左肾实质内。余左肾实质变薄，内未见明显异常回声。左肾大小为 9.3 cm × 3.5 cm。左肾下极与瘤体呈握球状。左肾动静脉均位于瘤体前上缘，呈弓形抬起。左肾静脉内未见异常回声。下腔静脉内未见异常回声。右肾大小为 7.6 cm × 3.3 cm，内未见异常回声。肝脾内未见异常回声。印象：符合左侧肾母细胞瘤。目前瘤体大部分位于肾实质外，左肾继发积水。

初步诊断：肾母细胞瘤（Ⅲ期）。

诊治经过：根据 WT - 2016（即 WTSG - 5 - DD4A）方案，给

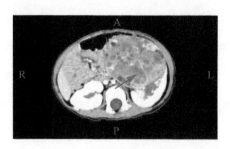

左肾巨大占位。

图 4　入院时腹部增强 CT

予 2 个疗程化疗后，肿瘤明显缩小，NSE 正常。后在全麻下行左瘤肾切除术，术后病理（图 5）：肾母细胞瘤，混合型，含 10% 间变细胞，术后分期为Ⅲ期。术后行全腹放疗，连续 5 次，总剂量 10.8 Gy。放疗后继续化疗，连续 9 周期。复查超声示：现腹部未见确切肿瘤复发灶，下腔静脉、右肾静脉未见瘤栓。已停止化疗 2 年 6 个月，院外定期复查中。未见转移及复发。

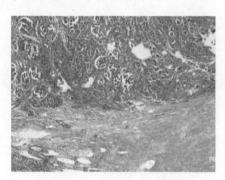

混合型肾母细胞瘤，含间变细胞。

图 5　左肾肿物切除术后病理

病例分析

患儿男性，发病时 1 岁 8 个月，以无痛性腹部包块起病，耽搁 1 年后因包块增大而就诊。就诊时无发热、血尿，无四肢疼痛；腹部可触及巨大包块。腹部超声及腹部 CT 均显示左腹部肾区可见巨大不规则形混杂密度占位性病变，瘤体大小约 15 cm × 12 cm × 18 cm，为囊实性，左肾静脉及下腔静脉内未见异常回声；血 NSE 明显升高。根据该患儿起病年龄、CT 及超声显示腹部包块为左肾区起源，边界相对清楚，无明显钙化，首先支持肾母细胞瘤诊断。但血 NSE 明显升高，与肾母细胞瘤不符，需要与神经母细胞瘤进行鉴别。两病好发年龄大体相似；影像学方面，神经母细胞瘤呈浸润性生长，而肾母细胞瘤在早期多数局限于肾脏内部，有相对完整的边界；肾母细胞瘤生长较大时对邻近大血管可产生明显的压迫推移，但不包绕侵犯大血管，这与神经母细胞瘤的生长方式不同；肾母细胞瘤可有钙化，但其出现钙化的概率远较神经母细胞和畸胎瘤低。此外，神经母细胞瘤对肾脏以推移为主，增强后显示肾皮质是完整的。依据上述几方面表现，该患儿更支持肾母细胞瘤诊断。在肿瘤标志物方面，神经母细胞瘤有相对特异的标志物，如 NSE，但部分肾母细胞瘤及横纹肌肉瘤患者也可见 NSE 的升高，因此，不能仅依据此项而考虑神经母细胞瘤，最后确诊仍需病理。

治疗方面，鉴于该患儿肿瘤巨大，无法立即手术进行病理确诊，且综合分析更支持肾母细胞瘤，术前按肾母细胞瘤方案化疗 2 个疗程后肿瘤明显缩小。复查 NSE 恢复正常，完整切除肿瘤。术后病理证实为肾母细胞瘤，混合型，含 10% 间变细胞，术后分期为 III 期。后续按肾母细胞瘤方案给予放疗及化疗，目前停药 2 年 6 个月，多次复查各脏器功能正常，未见复发及转移灶，NSE 正常。

病例点评

肾母细胞瘤是儿童原发于肾脏的最常见肿瘤，一般呈膨胀性生

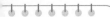

长，肿瘤表现为实性包块，个别患儿肿瘤巨大，出现坏死，则表现为囊实性包块。肾母细胞瘤缺乏特异性肿瘤标志物，对其确诊需依靠病理。病理为预后良好型的早期患儿，手术、化疗即可获得95%以上的长期无病生存率，而病理为非预后良好型者则需要手术、化疗结合放疗的综合治疗。

总结该病例具有以下特点需要注意：①患儿发现腹部包块后，影像学检查考虑恶性肿瘤，但患儿家长未予重视，延误治疗1年，1年后肿瘤已经巨大，失去Ⅰ期手术完整切除机会，只能依据影像学资料按照肾母细胞瘤进行术前减容化疗，择期手术。提醒我们对这类患儿一定要加强宣教，及时诊治。②该患儿未进行穿刺获取活检资料。欧美发达国家目前对这类晚期患儿，都能做到针刺活检，获得病理结果后方行化疗。但有文献报道，未获得活检资料的误诊率在1%左右，而穿刺活检有出血、肿瘤播散种植的风险，是否为了降低1%的误诊率而去冒出血和肿瘤播散种植的风险值得思考。由于条件限制，我科未开展穿刺活检技术，限制了其使用。笔者认为，应该进行此项检查，争取在化疗前获得病理资料。③该例患儿NSE增高明显，不符合一般规律，提醒我们对这部分患儿要注意与神经母细胞瘤进行鉴别。NSE存在于神经元和神经内分泌组织，它是糖酵解途径中的一种酶，存在于细胞质，主要催化2-磷酸甘油酸转变为磷酸烯醇式丙酮酸。癌组织糖酵解作用加强，细胞增殖周期加快，细胞内的NSE释放入血增多，因此其在血清中含量增多。它在脑组织细胞的活性最高，外周神经和神经分泌组织的活性水平居中，最低值见于非神经组织、血清和脊髓液。该酶在神经母细胞瘤患者血清中明显升高，而在肾母细胞瘤患者血清中多数正常，偶有轻微升高者。但是不能依靠它对神经母细胞瘤做出确切诊断。因为诸如横纹肌肉瘤、Wilms肿瘤等同神经母细胞瘤一样，有时也是由未分化的小燕麦细胞组成。在 NSE 检查时对样本的要求：a. 避免溶血，因为 NSE 也存在于红细胞中，溶血影响结果；b. 标本长时间放置（如隔夜），建议提取血清后保存。如有条件，对 NSE 异常增高者还是尽可能进行穿刺活检，获得病理后再治疗。④该患儿病理结果为混合型肾母细胞瘤，含 10% 间变细胞，预后相对不好，因此，我们在手术、化疗的基础上给予了瘤床放疗，以降低复发的可能性。

参考文献

1. 中国抗癌协会小儿肿瘤专业委员会. 儿童肾母细胞瘤诊断治疗建议（CCCG - WT - 2016）. 中华儿科杂志，2017，55（2）：90 - 94.

2. 杨文萍，武海燕，张文，等. 儿童肾母细胞瘤病理诊断共识. 中华病理学杂志，2017，46（3）：149 - 154.

3. 吴春，魏光辉. 血清神经元特异性烯醇化酶水平的研究进展. 重庆医学，2010，39（21）：2985 - 2987.

003 神经母细胞瘤 1

病历摘要

患儿女性，2 岁 8 个月，因"腹痛 1 周，超声发现腹部包块 2 天"入院。

现病史：入院前 1 周患儿进食冰激凌后出现腹痛，呈阵发性，伴乏力，食欲差，无呕吐及腹泻，无发热，就诊于当地医院，查阑尾超声提示：腹腔肠管积气明显，右下腹肠气较多，给予口服药物对症治疗后症状缓解不明显。入院前 2 天，仍有阵发性腹痛，无其他伴随症状，就诊于北京某医院，查腹部超声提示：消化道积气明显，反复探查腹部未见"同心圆"征象，未见积液扩张肠襻，未见明显脓肿；右肾上腺区不均匀回声包块，大小约 6.5 cm × 3.9 cm × 3.1 cm，胰腺不肿；未见游离腹水。印象：消化道积气明显，右肾上腺区不均匀回声包块，考虑神经母细胞瘤。为进一步诊治入我院。

入院查体：精神反应好，轻度贫血貌，睑结膜苍白，全身皮肤未见黄染、皮疹及出血点，全身浅表淋巴结未触及肿大，肺部查体无异常，心率 126 次/分，余未见异常；腹膨隆，腹软，未触及包块，脐周有压痛，无反跳痛及肌紧张，肝脾肋下未触及，双下肢无水肿；胸骨和四肢无压痛。

辅助检查：血常规：白细胞 3.92 × 10⁹/L，中性粒细胞 2.49 × 10⁹/L，红细胞 3.37 × 10¹²/L，血红蛋白 89 g/L，血小板 338 × 10⁹/L。C-反应蛋白 27.88 mg/L。小儿生化组：谷丙转氨酶 6 IU/L，总蛋白 59.6 g/L，白蛋白 29 g/L，总胆固醇 3.19 mmol/L，磷酸肌酸激酶 31 IU/L，LDH 434 IU/L，余未见明显异常。hCG 2.69 mIU/mL，高香草酸/尿肌酐（HVA/Cr%）26.995%（0.2% ~ 4.3%），香草杏仁酸/尿肌酐（VMA/Cr%）773.667%（3.4% ~ 51.4%）。NSE 121.6（0 ~ 16.3）ng/mL。骨髓细胞学分析报告示：有菊花团样细胞群，异常细胞占 14%。

腹部增强 CT（图 6）：右侧肝肾间见不规则肿物影，边界不清，密度不均，大小约 2.5 cm × 4.4 cm × 6.9 cm。印象：右侧肝肾间占位性病变，右侧肾上腺显示不清，考虑来源于肾上腺的恶性病变可能性大。

全身骨显像：骨显影清晰。脊柱多节椎体放射性浓聚，以胸 5 ~ 6、腰 2 ~ 4 椎体为著；其中胸 7 ~ 8 椎体局限性放射性稀疏减低；右侧坐骨可见放射性异常浓聚影。

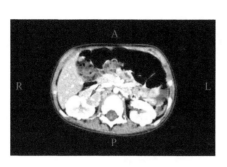

右肾上腺区占位。

图 6　治疗前腹部增强 CT

初步诊断： 腹膜后神经母细胞瘤（Ⅳ期，高危）。

诊治经过： 根据 2014 年儿童神经母细胞瘤诊疗专家共识，术前给予 5 个疗程化疗（环磷酰胺 + 伊立替康 2 个疗程；顺铂 + 依托泊苷 2 个疗程；长春地辛 + 环磷酰胺 + 表柔比星 1 个疗程）。3 个疗程化疗后，复查 NSE 15.93 ng/mL（正常）。复查骨髓形态学检查已转阴，骨髓流式细胞仪检测仍有少量肿瘤细胞。腹部 CT 提示肿瘤较发病时缩小（图 7）。5 个疗程化疗后，在全麻下行"腹膜后肿物切除术"，完整切除，过程顺利。术后病理（图 8）：（右腹膜后）节细胞性神经母细胞瘤（结节型）。*N-myc* 基因阴性，危险度分级为高危。术后仍按照高危神经母细胞瘤化疗方案继续治疗。术后行 4 个疗程化疗，具体为：长春地辛 + 环磷酰胺 + 表柔比星 2 个疗程；顺铂 + 依托泊苷 1 个疗程；环磷酰胺 + 伊立替康 1 个疗程。由于患儿每周期化疗后的骨髓抑制期长，家属最终放弃后续治疗。停止化疗时行全面评估，腹部超声：腹腔未见转移及复发灶；全身骨扫描：骨转移灶未消失，胸 5 椎体及腰 1 椎体左半见放射性浓缩影。骨髓流式细胞仪检测仍有微量肿瘤细胞。停治疗后，该患儿定期规律复查，结果提示：原有胸 5 椎体及腰 1 椎体放射性浓缩灶消失，骨髓流式细胞仪未检测到肿瘤细胞，余部位未见复发及转移灶。目前已停化疗 2 年 3 个月，仍在随访中。

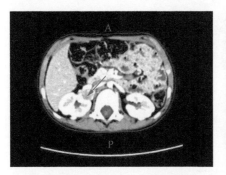

右肾上腺区占位较治疗前明显缩小。

图 7　3 周期化疗后腹部增强 CT 评估

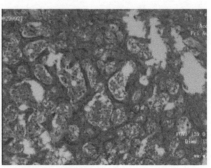

图 8　肿瘤切除术后病理

病例分析

　　该患儿为 2 岁 8 个月女孩，临床以腹痛起病；首次就诊时有贫血貌、腹部未触及包块；VMA 升高，外周血 NSE 明显升高，血常规显示贫血，LDH 明显升高；腹部 CT 提示右侧肝肾间不规则肿物影；骨髓细胞学检查示：有菊花团样细胞群。结合患儿年龄、发病部位、VMA 及血 NSE 明显升高、腹部 CT 影像学表现，首先高度疑似神经母细胞瘤，结合骨髓细胞学检查中可见菊花团样细胞，骨髓流式细胞仪技术测定抗原组合显示为 CD56（＋）/CD81（＋）和 GD2（＋）/CD45（－），根据 2014 年儿童神经母细胞瘤诊疗专家共识，确诊为神经母细胞瘤。神经母细胞瘤多数沿交感神经链分布，原发部位多见于腹膜后，病变局限时往往没有症状，所以早期常难以发现，该患儿因腹痛就诊，查体时的唯一阳性体征为贫血貌，提示可能存在骨髓转移。入院后行骨髓细胞检查和骨髓流式细胞仪测定抗原组合，证明该患儿为神经母细胞瘤合并骨髓转移，因此分期为Ⅳ期。该患儿虽无病理诊断及 N-myc 扩增倍数，结合年龄大于 18 个月，且合并骨髓及骨转移，危险度分组仍为高危组。对于恶性肿瘤患者在评估是否存在骨转移时，ECT 骨扫描很常用，ECT 骨扫描采用 ^{99m}Tc-MDP 为示踪剂，反映的是全身骨组织发生的代谢性改变，从而能较 CT、MRI 更早、更全面地发现骨转移。神经母细胞瘤骨转移常表现为多发，该患儿即为多部位、多发骨转移。但在我们临床某些病例中，也会遇到骨扫描表现为单发病灶的情况，对于这部分单发病灶的患者，还需结合 CT、MRI 等检查以排除假阳性。同时在治疗过程中可以使用 MRI 对骨及骨髓转移灶进行评估，观察治疗反应，当疾病恢复时骨髓信号会正常。该患儿为 IV 期高危患儿，发病时存在骨髓及骨转移，且肿瘤包绕重要血管，不易完整切除，在治疗选择上，首先按照 2014 年儿童神经母细胞瘤诊疗专家共识高危组方案，采用新辅助化疗，以杀灭骨转移灶及血液中的微小转移灶，局限原发肿瘤，以期完整切除原发灶。化疗过程中复查原发灶及转移灶，在 4 个疗程化疗后，血清 NSE、VMA 恢复正常，但原发灶仍包绕血管，无法完整切除，且骨髓流式细胞仪检查仍可见转移瘤细胞，所以在治疗选择方面采取继续化疗 1 个疗程后手术，肉眼完整切除肿瘤。关于手术的意义：对于不存在转移的神经母细胞瘤患者，手术完整切除有助于改善预后、提高存活率已经达到共识；但对于存在远处转移的 IV 期患者，手术完整切除对预后的影响仍存在争议，需要在以后的工作中继续研究。

该患儿为神经母细胞瘤 IV 期高危组患儿，采用我国 2014 年儿童神经母细胞瘤诊疗专家共识高危组方案治疗，依据方案应该进行自体骨髓移植，该患儿一方面由于经济原因无自体骨髓移植条件；另一方面由于多次复查骨髓，均提示转移病灶未消失，无法进行自体骨髓移植。在我们临床工作中，有一部分高危患儿无骨髓移植条件，同时不是所有治疗儿童肿瘤的医院都具备自体骨髓移植的条件，对于该类无法移植的患儿，通过增加化疗次数，同时尝试新的治疗方法来改善患儿预后。另外，在手术时机的选择上，尽可能选择转移病灶消失后进行手术治疗。目前该患儿停药随访2年3个月，原有转移灶消失，无新发病灶，现无病存活。

病例点评

神经母细胞瘤为原发于肾上腺髓质或椎旁交感链的神经源性恶性肿瘤，由于肿瘤位于腹膜后，且早期呈无痛性生长，因此很难被早期发现。神经母细胞瘤为高度恶性肿瘤，被称为儿童肿瘤中的"癌王"，极易在早期发生远处转移。发生骨、骨髓转移时，表现为腿疼、跛行、贫血等。节细胞性神经母细胞瘤是神经母细胞瘤中的一种特殊类型，恶性程度介于节细胞神经瘤与神经母细胞瘤之间，对化疗的反应不及神经母细胞瘤敏感，手术完整切除是其治疗的关键。该患儿为节细胞神经母细胞瘤，但在肿瘤尚较局限时即已发生远处转移。

总结该病例特点，有以下几点值得我们注意：①对于出现腿疼或跛行、贫血的患儿，临床中要注意进行腹部超声检查，以便发现腹膜后原发肿瘤，同时进行相应的肿瘤标志物、骨髓穿刺及骨扫描等检查，帮助诊断及分期。②提醒我们超声检查个体的经验很重要，临床中一方面要提高超声科医师的技术水平，另一方面，儿科医师也要与超声科医师及时进行病情沟通，进行多学科会诊，减少漏诊。③节细胞神经母细胞瘤虽然不及神经母细胞瘤恶性度高，但也容易发生早期远处转移，其对化疗虽不及神经母细胞瘤敏感，但也是治疗中的重要组成部分。当发生远处转移时，规律、联合化疗结合手术完整切除就更为重要。

参考文献

1. 中国抗癌协会小儿肿瘤专业委员会，中华医学会小儿外科学分会肿瘤外科学组.儿童神经母细胞瘤诊疗专家共识.中华小儿外科杂志,2015,36（1）:3-7.

2. 杨光,唐锁勤,王建文,等.核素骨扫描在神经母细胞瘤诊断和疗效评价中的应用.中国实用儿科杂志,2007,22（3）:202-204.

3. 朱霞,黄东生,张伟令,等.血清神经元特异性烯醇化酶和乳酸脱氢酶检测在小儿Ⅳ期神经母细胞瘤诊治中的应用.中国小儿血液与肿瘤杂志,2012,17（2）:62-64.

004. 神经母细胞瘤 2

病历摘要

患儿女性,1岁7个月,主因"发现腹膜后肿物1个月"入院。

现病史: 入院前1个月,家长无意中在患儿左腹部触及一包块,质硬,无压痛、腹泻、便秘,无恶心、呕吐、发热。立即就诊于当地医院,行腹部超声检查,结果提示:左肾区探及一大小约6.5 cm×5.9 cm不均质包块,周边清,欠规则,考虑左肾区占位伴左肾盂积水,建议就诊上级医院。随后转诊上级医院,复查腹部超声,结果提示:左侧腹膜后可见一实性包块,大小约8.0 cm×5.5 cm×7.0 cm,内可见散在钙化,考虑左腹膜后肿瘤:符合神经母细胞瘤,继发左肾、输尿管上段积水。腹部增强CT检查,结果提示:左侧腹膜后可见巨大团块状软组织密度为主占位性病变,内可见斑点状高密度钙化影,大小约6.4 cm×6.6 cm×7.1 cm,考虑左侧腹膜后占位:神经源性肿瘤?继发左肾、输尿管上段积水。随后行骨髓细胞学检查,结果回报:未见异常。肿瘤标志物检查:

19

hCG < 1.00 IU/L，AFP 70.23 ng/mL（0～9），NSE 104.7 ng/mL（<25），HVA 49.9（0.2～4.3），VMA 815.7（3.4～51.4）。为进一步诊治入我院。

入院查体：精神反应好，全身皮肤及黏膜未见黄染、皮疹及出血点，无贫血貌，全身浅表淋巴结未触及肿大，胸廓对称，胸骨无压痛，双肺呼吸音清，未闻及干湿性啰音。心率130次/分，律齐，心音有力，心前区可闻及一收缩期柔和吹风样杂音；腹膨隆，左腹部可触及一质硬包块，左肋下约8 cm，包块右侧越过腹中线，距离腹中线1 cm，边界清楚，无压痛，无活动，肝肋下未触及，双下肢无水肿，双侧巴氏征（-）。

辅助检查：肿瘤标志物检查：hCG < 1.00 IU/L；AFP 70.23 ng/mL（0～9）；NSE 104.7 ng/mL（<25）；HVA 49.9（0.2～4.3）；VMA 815.7（3.4～51.4）。骨髓报告：未见肿瘤细胞。

腹部超声：左侧腹膜后可见一实性包块，大小约8.0 cm × 5.5 cm × 7.0 cm，边界尚清，内可见散在钙化，形态不规则，右缘越过中线，达腹主动脉前缘，内可见一根穿行小血管，余腹膜后大血管未见明显包绕，CDFI：可见较丰富血流信号。左肾6.9 cm × 3.7 cm，与瘤体分界尚清，肾盂肾盏扩张，肾盂前后径约1.3 cm，实质稍薄处约0.6 cm，输尿管上段扩张，扩张和萎瘪交界处与瘤体分界欠清。右肾大小为5.0 cm × 2.4 cm，实质回声及结构未见异常。肝不大，实质回声均匀，肝内外胆管无扩张，胆囊内未见异常回声，壁未见增厚。胰腺不肿，胰管无扩张。脾不大，实质回声均匀。余腹膜后未见明显肿大淋巴结。印象：左侧腹膜后肿瘤：符合神经母细胞瘤，大小约8.0 cm × 5.5 cm × 7.0 cm，继发左肾、输尿管上段积水。

腹部增强CT（图9）：左腹部可见巨大团块状软组织密度影为

主占位性病变，内可见斑点状高密度钙化影，大小约 6.4 cm ×
6.6 cm×7.1 cm，增强后肿物强化，欠均匀，内可见囊片状低密度，
肿物部分节段紧贴腹主动脉，左肾动脉两支，下支被肿物包绕并分
支伸入肿物内，左肾增大并部分受压，左侧肾盂肾盏扩张，左侧输
尿管上段增宽。胰腺体尾部受压前移，腹主动脉下段受压略右偏，
肠系膜下动脉受压右偏，贴肿物下行，余肝脾、胰腺及双肾未见明
显异常。印象：左侧腹膜后占位：神经源性肿瘤？继发左肾、输尿
管上段积水。

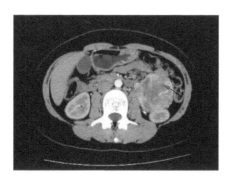

左肾上腺区占位；可见囊片状低密度，肿物部分节段紧贴腹主动脉；左肾动
脉两支，下支被肿物包绕并分支伸入肿物内。

图 9　治疗前腹部增强 CT

入院诊断：神经母细胞瘤？

诊治经过：由于肿瘤巨大，越过腹中线，暂时无法手术切除，
依据 INSS 分期，暂定为神经母细胞瘤Ⅲ期，按中危方案化疗。术
前行 4 个疗程的减容化疗，具体方案为 VCR + CTX + ADR/VCR +
CTX + CDDP + VP16。第 1、第 3 周期化疗方案相同，具体为：长春
地辛 0.8 mg，静脉推注，第 1 天；环磷酰胺 50 mg，静脉滴注，
第 1～第 3 天，表柔比星 5 mg，静脉滴注，第 1～第 3 天。第 2、第
4 周期化疗方案相同，具体为：长春地辛 0.8 mg，静脉推注，第 1
天；环磷酰胺 90 mg，静脉滴注，第 1～第 3 天；顺铂注射液 5 mg，

静脉滴注，第1～第5天；依托泊苷30 mg，静脉滴注，第1～第5天。4个疗程化疗结束后进行评估。首先从查体看，左腹部质硬包块明显缩小。复查VMA值达正常。复查腹部超声及腹部增强CT（图10），结果提示：腹主动脉左旁及左侧腰大肌前外侧不规则软组织密度影，大小约1.2 cm×1.8 cm，与结肠分界不清，其内可见多发钙化灶。评估结果：化疗有效，肿瘤较前明显缩小，适宜手术。随后行腹膜后肿物切除术。术中所见：腹腔少许渗液，肿瘤位于左腹膜后，肾内侧及下极约5 cm×3 cm×2 cm，切开左结肠沟侧腹膜见肿物色红，侵犯部分结肠系膜，包绕左输尿管上段约6 cm，包绕肾门处静脉血管，小心剥离以保护上述结构，全部切除肿瘤，切除腹主动脉旁增大黄色淋巴结构2 cm×0.5 cm×0.3 cm。查无可疑肿瘤组织残留，冲洗瘤床，止血满意。术后病理回报：（左腹膜后）符合神经母细胞瘤治疗后改变。免疫组化结果显示：CD56（＋），CK（－），CgA（个别＋），GFAP（个别＋），Ki-67（3%＋），NF（个别＋），NSE（个别＋），Syn（个别＋），Vimentin（＋）、LCA（局灶＋）。（腹主动脉旁）淋巴结可见少量瘤组织残留。N-myc基因阴性。预后良好。术后仍按中危方案继续化疗。术后共行10个疗程化疗，第1、第3、第4、第5、第7、第9周期化疗方案一致，

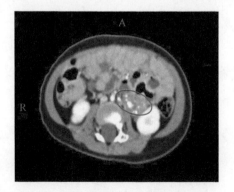

化疗后肿瘤明显缩小；肿瘤内见钙化。

图10　化疗后、术前评估腹部增强CT

具体为：长春地辛 0.8 mg，静脉推注，第 1 天；环磷酰胺 90 mg，静脉滴注，第 1～第 3 天；表柔比星 7 mg，静脉滴注，第 1～第 3 天。第 2、第 6、第 8、第 10 周期化疗方案一致，具体为：长春地辛 0.8 mg，静脉推注，第 1 天；环磷酰胺 90 mg，静脉滴注，第 1～第 3 天；顺铂 5 mg，静脉滴注，第 1～第 5 天；依托泊苷 30 mg，静脉滴注，第 1～第 5 天。全部化疗过程中，化疗药物剂量随体重、体表面积的变化进行调增。化疗期间每 3 个疗程化疗结束后，复查腹部超声、CT 等，均未见复发、转移。目前患儿停化疗规律复查 25 个月，每 3 个月复查腹部超声及增强 CT、NSE，均未见复发及转移。仍处于随访中。

病例分析

患儿为 1 岁 7 个月的婴幼儿，以左腹部无痛性包块起病，无其他任何伴随症状。入院时查体的唯一阳性体征是腹膨隆，左腹部可触及一质硬包块，下缘达左肋下约 8 cm，包块越过腹中线约 1 cm，边界清楚，无压痛，无活动，肝肋下未触及。腹部超声及腹部增强 CT 检查均提示：左侧腹膜后实性包块，大小约 8.0 cm×5.5 cm×7.0 cm，内可见散在钙化，右缘越过中线，达腹主动脉前缘。左肾与瘤体分界尚清，肾盂肾盏扩张，输尿管上段扩张，扩张和萎瘪交界处与瘤体分界欠清。肿瘤标志物检查：hCG 正常，基本排除腹膜后胚胎癌；AFP 增高，但肿物并非来源于肝脏，故肝母细胞瘤不考虑。NSE 明显增高，同时结合尿 HVA、VMA 的值也明显增高，故排除腹膜后恶性畸胎瘤，而考虑神经母细胞瘤。由于肿瘤大，与腹主动脉紧邻，且腹主动脉分支穿行肿瘤，不适宜立即手术。该患儿入院后行全面评估，暂定神经母细胞瘤Ⅲ期，采取中危化疗方案。

首先行术前 4 个疗程的新辅助化疗。化疗后复查超声及腹部增强 CT 并进行评估，结果提示肿瘤体积缩小 25%。行手术治疗。术后病理结果：神经母细胞瘤，*N-myc* 基因阴性。预后良好。术后继续化疗，连续 10 个疗程后，停全部治疗。目前已经随访 25 个月，复查超声及腹部 CT、VMA、NSE 等，均未见异常。

病例点评

该例患儿为典型神经母细胞瘤病例，诊疗过程顺利，总结本例资料，有以下几点值得注意：①神经母细胞瘤发病年龄小，是 1 岁以内婴儿最常见的恶性肿瘤，肿瘤多位于腹膜后，早期呈无痛性生长，因此，临床中很难早期发现，提醒我们要进行科普宣传，让家长们养成勤摸孩子腹部的习惯，发现包块及时就诊。同时，也提醒我们在婴幼儿中开展包括腹部超声在内的健康查体非常重要。②神经母细胞瘤好发于肾上腺髓质和腹膜后交感链，仅做超声检查，容易被误诊为肾母细胞瘤，需要结合腹部 CT 及增强 CT 或腹部核磁、增强核磁检查及肿瘤标志物检查结果综合判断。③对中危患儿，可不采取放疗，但国内外专家多主张在规律系统化疗后，采用维 A 酸诱导分化治疗半年。该患儿未进行维 A 酸治疗，化疗结束后即停药观察，一直处于缓解状态，长期预后如何，有待进一步随诊。同时提醒我们，对年龄小、病理 *N-myc* 基因阴性、手术切除完整的中危病例，可尝试不用维 A 酸诱导分化治疗观察。

参考文献

1. LEUCCI E, VENDRAMIN R, SPINAZZI M, et al. Melanoma addiction to the long non – coding RNA SAMMSON. Nature, 2016, 531 (7595)：518 – 522.

2. SARROPOULOS I, MARIN R, CARDOSO – MOREIRA M, et al. Developmental

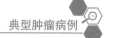

dynamics of lncRNAs across mammalian organs and species. Nature, 2019, 571 (7766): 510 – 514.

3. GUSTAFSON W C, WEISS W A. Myc proteins as therapeutic targets. Oncogene, 2010, 29 (9): 1249 – 1259.

4. MARIS J M, HOGARTY M D, BAGATELL R, et al. Neuroblastoma. Lancet, 2007, 369: 2106 – 2120.

5. 中国抗癌协会小儿肿瘤专业委员会, 中华医学会小儿外科学分会肿瘤外科学组. 儿童神经母细胞瘤诊疗专家共识. 中华小儿外科杂志, 2015, 36 (1): 3 – 7.

005 神经母细胞瘤 3

📋 病历摘要

患儿男性, 3 岁 3 个月, 主因 "发现腹部包块 5 天" 入院。

现病史: 入院前 5 天无明显诱因出现腹痛, 无其他不适。次日于当地医院查腹部超声示: 左上腹可见 11.0 cm × 9.0 cm 囊实性肿物, 周边为等回声实性, 中间为不规则液区。未做处置入我科。

入院查体: 精神反应好, 营养中等, 心、肺查体未见异常; 腹膨隆, 经脐腹围 47 cm, 最大腹围 52 cm。左腹部可触及一包块, 下极位于左锁骨中线下 5 cm, 可达腹中线, 表面光滑无结节, 质硬, 边界清, 无压痛, 活动度差。

辅助检查: 白细胞 7.98×10^9/L, 血红蛋白 122 g/L, 血小板 373×10^9/L; NSE 19.61 ng/mL; LDH 246 IU/L; 血清铁蛋白 34.6 ng/mL。VMA 未见异常。

腹部增强 CT 扫描（图 11，图 12）提示：左侧腹腔内见肿物影，大小约 10.2 cm×8.4 cm×10.7 cm，边界清楚，密度不均，内见多发钙化影，肿物大部分呈低密度、不均匀，增强扫描明显不均匀强化。胸部 CT 平扫未见异常。骨髓学检查未见异常。骨扫描未见异常。

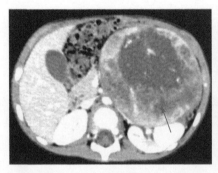
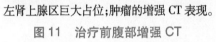
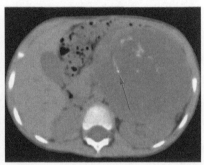

左肾上腺区巨大占位;肿瘤的增强 CT 表现。

图 11 治疗前腹部增强 CT

瘤体内的钙化。

图 12 治疗前腹部 CT

入院诊断：腹膜后肿物性质待查。

诊治经过：入院完善检查后在全麻下行腹膜后肿物切除术。病理（图 13）：（左腹膜后）神经母细胞瘤（分化型），MKI < 2%，伴片状坏死、钙化。免疫组化：CD56(+)，SYN(+)，CgA(+)，INI-1(+)，Ki-67（8% +），NF(−)，GFAP(−)，CD99(−)，S-100(−)，NeuN(−)。N-myc 基因阴性。诊断神经母细胞瘤（Ⅲ期，中危组）。按 2015 年中国儿童神经母细胞瘤诊疗指南建议，术后行 10 个疗程化疗，方案为以下方案交替：长春地辛（3 mg/m²，静脉推注，第 1 天）+ 环磷酰胺（400 ~ 800 mg/m²，分 3 天静脉点滴）+ 表柔比星（20 mg/m²，第 1 ~ 第 3 天）；长春地辛（3 mg/m²，静脉推注，第 1 天）+ 环磷酰胺（400 ~ 800 mg/m²，分 3 天静脉点滴）+ 顺铂（20 mg/m²，静脉点滴，第 1 ~ 第 5 天）+ 依托泊苷（100 mg/m²，静脉点滴，第 1 ~ 第 5 天）。化疗期间 2 ~ 3 个月复查 1 次

腹部超声。停化疗后第 1 年每 3 个月回院复查 1 次，第 2 年每半年回院复查 1 次，多次复查腹部超声及腹部 CT（图 14），均未见复发。目前停治疗 3 年余，仍在随访中。

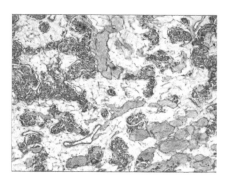

神经母细胞瘤（分化型），伴片状坏死、钙化。

图 13　肿瘤切除术后病理

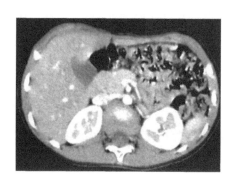

图 14　近期复查 CT，未见复发灶

病例分析

该患儿为 3 岁男孩，临床以急性腹痛起病，查体发现左侧腹部可触及质硬肿物。腹部超声显示肿块内可见液性暗区，腹部 CT 显示包块内有散在钙化；家族中同胞哥哥幼年时因腹部肿物死亡。血液中 NSE 稍高于正常，VMA 正常，发病时外周血象正常，骨髓检查无转移，骨扫描未见异常。该患儿发病年龄、临床表现及肿块位置均符合神经母细胞瘤表现，但与典型神经母细胞瘤不同，在于该肿块为有部分液性暗区的包块而非典型的实性包块。且 VMA 正常，NSE 轻微升高，根据已有的资料，不能确定肿瘤来源及良恶性，只能依靠病理确诊后继续进一步治疗。故完善检查后直接行完整手术切除。术后病理显示为：神经母细胞瘤（分化型），MKI < 2%。

大多数的恶性肿瘤，多为实性包块，当肿物影像学显示为囊实性时，在进行病理确诊前，容易发生良恶性诊断上的混淆。该患儿最终病理确诊为神经母细胞瘤，该肿瘤为恶性肿瘤，故不能简单地从肿物是否为囊实性来判断良恶性。

此外，需与该病鉴别的恶性肿瘤有肾母细胞瘤，肾母细胞瘤多数起源于肾脏，多以血尿、腹部包块起病，超声显示均为肾脏肿物，本患儿超声及腹部 CT 显示为非肾脏来源，病理检查为神经母细胞瘤。该患儿肿瘤完整切除，包块过中线，无局部淋巴结及远处转移，故临床分期为Ⅲ期，发病时年龄大于 1 岁，病理显示为分化型，MKI < 2%，N-myc 基因阴性，因此，危险度分组为中危组。根据分期及分组，需要进行化疗。按 2015 年中国儿童神经母细胞瘤诊疗指南建议，给予"长春地辛 + 环磷酰胺 + 表柔比星""长春地辛 + 环磷酰胺 + 顺铂 + 依托泊苷"交替化疗，共 10 个疗程。目前患儿停药随访 3 年余，无病存活。

病例点评

神经母细胞瘤是起源于神经外胚层原始神经嵴细胞的一种肿瘤，好发于交感神经节或双侧肾上腺髓质，多为散发病例，偶见家族性发病。神经母细胞瘤的临床症状可以表现为局部症状、全身和转移症状及罕见的特异症状。多数神经母细胞瘤沿交感神经链分布，原发部位多见于腹膜后（65%），肾上腺原发多见于较大儿童，婴儿除肾上腺外还经常发生于纵隔和颈部。病变局限时往往没有症状，常常是在体检中通过超声和放射线等影像学检查发现。如果局部肿块巨大，可出现相应部位的压迫症状，如腹腔内肿瘤压迫肾血管、肠管、淋巴管、下腔静脉，会造成肾功能障碍、肠梗阻、腹水、下肢及阴囊水肿等。神经母细胞瘤起病隐匿，早期常难以发现，初诊时约有70%患儿已发生转移，常见转移部位有骨髓、骨、肝脏、淋巴结和皮肤。常有患儿因转移灶引起的相关症状而首次就诊。

当临床怀疑腹部占位时，最简便易行的影像学检查方法为超声，不仅可提供是否有占位病变、病变大小、部位，还可初步判断肿瘤的来源和良恶性。在超声检查的基础上，进行腹部平扫及增强CT、MRI检查，结合肿瘤标志物可初步诊断肿瘤，最后，依据病理结果进一步确诊。骨扫描、骨髓穿刺检查及PET-CT可以帮助评估肿瘤的转移部位。神经母细胞瘤的超声特征为：肿瘤常位于腹膜后和肾上腺区，多为内部含有钙化的不均质实性肿块，其对钙化的检出率约为87%，边界不清楚，形态不规则，血流信号较丰富，常推挤周围脏器并包绕腹膜后大血管，但不侵犯血管腔。腹膜后淋巴结转移时常呈低回声结节。神经母细胞瘤的CT特征为：原发灶多为软组织密度实性肿块，增强扫描显示轻到中度强化，可因内部出血、坏死而显示不均质，点状钙化是其重要的影像学特征，检出率为100%；初诊患者可术前定性诊断，并为判断能否完整切除病灶、评价疗效、估计预后提供重要依据。神经母细胞瘤的MRI特征为：软组织分辨力高，可多方位成像，能够很好评估椎间孔及硬膜外侵犯，能够区分骨皮质和骨髓病变，常用于检查椎管内、颅内病灶，并可协同骨扫描确定单发骨病变的性质；但MRI对钙化检出能力低。

以往神经母细胞瘤依病理类型简单分为神经母细胞瘤、节细胞

笔记

神经母细胞瘤和节细胞神经瘤三类，1999 年国际神经母细胞瘤病理委员会在此基础上正式发布国际神经母细胞瘤病理学分类（INPC），并由 Peuchmaur's 等于 2003 年进行修订，包括形态学分类和预后分类两部分内容。预后分类包括预后良好型和预后不良型。依据不同病理类型结合年龄、临床分期等进行危险度分层，然后依据不同危险度进行分层治疗。

总结该病例资料，有以下几点需要我们在临床工作中注意：①腹膜后神经母细胞瘤呈无痛性生长，起病隐匿，很难早期发现，常常待肿瘤已经很大，出现压迫症状时才引起家长注意。该例患儿肿瘤以腹痛起病，出现症状后即迅速就医，进行积极检查，但此时肿瘤已经达到 10.2 cm×8.4 cm×10.7 cm，提醒我们对于腹部膨隆的患儿要及时进行腹部超声检查，理想的办法是定期对婴幼儿进行超声体检，以达到早期诊断。②该患儿哥哥曾因腹部肿物去世，提醒我们神经母细胞瘤虽然大部分为散发，但偶见有家族发病情况，对家族中出现过神经母细胞瘤或因腹部肿物去世患者的儿童，临床应加强体检力度，以便早期发现患儿。③神经母细胞瘤一般呈实性包块，但当肿瘤增生过快，肿瘤中央血供缺乏，就会出现出血、坏死，在超声上出现类似囊性的改变。本例患儿发病时当地医院超声报告为囊实性包块，后 CT 检查及术中均证实为实性包块，内有出血、坏死。提醒我们超声检查发现占位后，还要进一步行 CT、增强 CT 检查，以帮助判断肿瘤性质。④神经母细胞瘤异质性很强，一些肿瘤不治可自愈，是迄今为止自愈率最高的一种肿瘤，但一些病例恶性度高，是儿童恶性肿瘤中恶性度最高的一种肿瘤，被称为"癌王"。该例肿瘤细胞为分化型，MKI <2%，N-myc 基因阴性，病理属于预后良好型。因此，其肿瘤虽已很大，却未发生远处转移。对这类分化比较好的肿瘤，临床治疗的关键是手术完整切除，化

笔记

疗、放疗的疗效都很有限。因此，本例患儿术后未进行放疗，仅给予化疗，也获得了较好预后。

参考文献

1. 中国抗癌协会小儿肿瘤专业委员会，中华医学会小儿外科学分会肿瘤外科学组. 儿童神经母细胞瘤诊疗专家共识. 中华小儿外科杂志，2015，36（1）：3-7.

2. 周莺，邵虹，李玉华，等. 儿童神经母细胞瘤的影像学诊断. 中国医学影像技术，2003，19（2）：198-200.

3. 马晓莉，金眉，张大伟，等. 多学科联合诊治神经母细胞瘤91例临床特征及近期疗效分析. 中华实用儿科临床杂志，2013，28（3）：178-182.

006 神经母细胞瘤 4

📋 病历摘要

患儿男性，11个月，主因"发现左颈部肿物3个月"入院。

现病史：入院前3个月，患儿无明显诱因出现发热，体温最高38℃，无咳嗽、流涕，无恶心、呕吐、腹痛、腹泻症状，给予"氨酚黄那敏颗粒"口服，体温未能降至正常，同时家长发现患儿左颈部一包块，约鸡蛋大小，表面肤色正常，无压痛，立即就诊当地医院，查颈部超声示：双侧颈部探及多个实质包块，左侧大者约4.8 cm×3.5 cm×3.9 cm，右侧大者约1.7 cm×0.8 cm×1.2 cm，边界清，内回声欠均，大者内可见点状强回声，周边可见较丰富血流信号。超声诊断：双侧颈部实质包块，提示肿大淋巴结。给予"哌拉西林钠他唑巴坦"静脉点滴，连续10天，患儿体温正常，颈部包块无明显变化。随后在当地医院行颈部包块穿刺活检术，术后病理结果提示：见多量成团及散在退变细胞，建议定期复查。3个月来，患儿颈部包块逐渐增大，无其他伴随症状。为进一步诊治入我院。

入院查体： 发育正常，营养中等，精神反应好，前囟平软，未闭合，约 1.5 cm×0.5 cm，右颈部可触及一肿大淋巴结，约黄豆大小，质软，无压痛，与周围组织无粘连，余浅表淋巴结未触及肿大，左颈部可触及一肿块，大小约 6 cm×5 cm，质韧，无压痛，局部皮温不高，活动度差，与周围组织粘连，双眼睑无水肿、下垂，心、肺未见异常；腹软，无压痛、反跳痛，肝脾肋下未触及，四肢活动自如，无受限。双侧巴氏征未引出。

辅助检查： 血常规、生化未见异常。VMA/HVA 未见异常。NSE 43.9 ng/mL。全身骨显像结果回报：全身骨扫描未见明确恶性肿瘤骨转移病灶。骨髓学检查未见异常。腹部超声未见异常。左侧颈部肿物穿刺病理：涂片见有多量成团及散在退变细胞。

颈部超声： 左侧颈部颈动脉血管后外侧探及一不均质回声包块，大小约 4.5 cm×3.18 cm×5.0 cm，边界尚清，形态欠规则，内回声不均匀，内可见斑点状强回声，后伴声影；CDFI：其内探及较丰富血流信号；颈动脉及颈内静脉向前内侧推移。另双侧颈部均探及多个淋巴结回声，右侧大者约 1.3 cm×0.8 cm，左侧大者约 1.9 cm×0.7 cm，边界清，皮髓质分界欠清晰。超声提示：①左颈部实质占位性病变，神经源性肿瘤可能性大，建议进一步检查。②双侧颈部淋巴结肿大。

头部、颈部 MRI： 左侧颈动脉鞘区见大小约 4.1 cm×4.8 cm×5.3 cm 等 T_1 长 T_2 异常信号，形态欠规则，边界清，周围血管受压移位，DWI 明显高信号，ADC 信号减低，注入 GD-DTPA 后，明显强化，双侧颈部见多发肿大淋巴结，大者位于右侧，大小约

1.9 cm×1.3 cm，脑皮髓质显示清晰，其内未见异常信号。诊断：①左侧颈部异常信号，符合肿瘤磁共振检查（magnetic resonance，MR）表现，神经源性肿瘤可能性大，不排除血管瘤；②脑 MRI 未见明显异常。

入院诊断：左颈部肿物性质待查：神经母细胞瘤？

诊治经过：患儿入院后进一步完善检查，全身骨显像结果回报：全身骨扫描未见明确恶性肿瘤骨转移病灶。腹部超声未见异常。NSE 43.9 ng/mL；VMA/HVA 未见异常。骨髓检查未见异常。考虑为左颈部原发肿物：神经母细胞瘤可能性大，无远处转移，临床分期Ⅱ期，依据美国 COG 神经母细胞瘤化疗方案，术前行 5 个疗程的新辅助化疗，方案为：A. 长春新碱 0.65 mg，静脉推注，第 1 天，环磷酰胺 150 mg，静脉滴注，第 1～第 3 天；表柔比星10 mg，静脉滴注，第 1、第 2 天。B. 长春新碱0.6 mg，静脉推注，第 1 天；环磷酰胺 100 mg，静脉滴注，第 1～第 3 天；顺铂8 mg，静脉滴注，第 1～第 5 天；依托泊苷 40 mg，静脉滴注，第 1～第 5 天。A、B 方案交替进行，每个化疗周期为 21 天。第 3 个疗程化疗结束后评估，肿瘤病灶超声示：左侧颈部神经母细胞瘤？大小为 5.0 cm × 2.0 cm×4.8 cm。评估结果：肿瘤较治疗前略缩小。继续化疗。第 5 个疗程化疗结束后再次评估，颈部 CT 平扫增强（图15，图16）示：左侧颈部、胸锁乳突肌内侧见不规则肿物影，边界不清，大小约 3.2 cm×1.5 cm，密度欠均匀，其内见多发点状钙化，CT 值约 45 HU，增强扫描后 CT 值约 56 HU，肿物包绕左侧颈动脉，左侧颈动脉及颈静脉受压移位，肿物上至颈 2 椎体水平，下达颈 5 椎体水平，周围见多个肿大淋巴结。鼻咽顶后壁略厚。口咽、喉咽腔形态完整，咽壁软组织无明显异常。双侧腮腺形态密度无异常。结论：左侧颈部占位性病变，伴周围多发肿大淋巴结，考虑恶性肿瘤。评估结果：肿瘤缩小近50%。随后行左颈部肿物切除术。术中所见：术中取左颈部沿皮纹切口长约5 cm，切开皮肤、皮下组织及颈阔肌，切断胸锁乳突肌，暴露颈动脉鞘，见肿瘤位于颈鞘深方，椎前筋膜浅方约4 cm×3 cm×2 cm，包绕颈总动脉及迷走神经，其后方及下方可见数团淋巴结，肿物质中、较韧、色白，但有包膜，注意保护血管神经，全部切除肿瘤及淋巴结，瘤床止血满意，冲洗伤口后逐层缝合。术后病理回报：（左颈部肿物）神经母细胞瘤，另见反应性增生淋巴结7枚。（左颈部）淋巴结反应性增生（2枚）。免疫组化结果显示：CD34（血管＋），CD56（＋＋＋），CD99（－），CK（－），CgA（＋），Ki-67（1%＋），NSE（＋），Syn（＋），Vimentin（＋），LCA（－）。由于经济原因，家长拒绝进一步行基因检查。术后诊断：左颈部神经母细胞瘤Ⅱ期，低危组。继续给予A、B方案交替化疗，共6个疗程，全部化疗结束。停化疗后行PET-CT检查评估：左侧颈部及全身其余部位未及明显高代谢肿瘤残留复发病灶。术后患儿出现左侧瞳孔缩小，左眼睑下垂，左侧颜面部少汗，皮肤略干燥，皮温较对侧增高，诊断霍纳综合征。目前患儿随访3年余，肿瘤完全缓解中，霍纳综合征无明显改善。

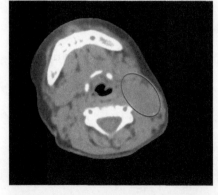

红圈为病灶；左侧颈部、胸锁乳突肌内侧见不规则肿物影，边界不清。

图15 化疗后术前左颈部CT平扫

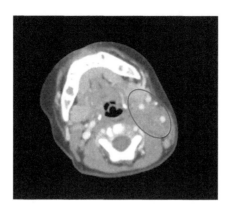

红圈为病灶；肿瘤内见多发点状钙化。

图 16　化疗后术前左颈部增强 CT

病例分析

　　患儿为 11 个月婴儿，以颈部无痛性包块起病。入院时查体可见左颈部包块明显，大小约 6 cm×5 cm，质韧，无压痛，局部皮温不高，活动度差，与周围组织粘连；右侧颈部淋巴结，约黄豆大小，质软，无压痛，与周围组织无粘连，双眼睑无水肿、下垂，余查体无异常。辅助检查：颈部超声、核磁均已经提示包块位于左侧颈动脉鞘区，疑似神经来源的肿物，颈动静脉受压移位；超声提示肿物内见到钙化，增强核磁显示肿物明显强化，结合 NSE 增高，神经母细胞瘤的可能性最大。骨扫描未见异常，仅说明目前未出现骨转移；一般非肾上腺来源的神经母细胞瘤，VMA 可以正常。外院的肿物穿刺病理，未见肿瘤细胞，原因两点：①穿刺的组织少，没有取到真正的肿瘤组织；②穿刺组织中肿瘤细胞数少，未行进一步检查。患儿从发病至入院，已经拖延 3 月余，肿物逐渐增大，而且有穿刺活检史，均对病情不利。同时考虑到肿瘤大，所处位置危险，不适宜立即手术，故先行术前新辅助化疗。5 个疗程化疗结束

笔记

后评估，肿瘤体积缩小近50%，说明治疗有效，进一步支持诊断是正确的。随后行手术治疗。术中见到肿物包绕颈总动脉及迷走神经，但为避免术后的复发、转移，肿物还是被完整切除了。术后病理结果提示该患儿入院诊断和病理诊断相符。分期及危险度不变，继续化疗。目前患儿已经停药3年，处于随访阶段，多次复查，均未见转移、复发。说明预后良好。但该患儿术后出现霍纳综合征的临床表现，如左侧瞳孔缩小、左眼睑下垂、左侧颜面部少汗、皮肤略干燥、皮温较对侧增高，主要考虑与手术有关。由于肿瘤包绕颈动脉鞘，剥离肿瘤时，有可能损伤了颈交感干的交感神经节后性纤维的传导，导致霍纳综合征。由于神经损伤是不可逆的，无特殊治疗方法，可能会伴随患儿终身。这也提醒我们医师，在手术中，对瘤体周围组织脏器的保护是十分重要及必要的，对于切除困难的肿瘤，医师如何把握肿物切除"干净、彻底"，而又不会导致不可逆性副损伤的发生，是需要进一步思考和重视的。

病例点评

神经母细胞瘤是起源于肾上腺髓质、椎旁交感神经系统的恶性肿瘤，原发于颈部的神经母细胞瘤相对少见，常常造成误诊。超声是诊断颈部非活动包块的首选方法，但超声检查受个人技术和经验影响很大。文献报道颈部神经母细胞瘤的超声表现有一定的特征，主要表现为：颈正中线一侧、边界清晰的实性占位，其内部呈低回声，一般无完整包膜，内部可有碎渣样多发小钙化灶，多无坏死、液化，较少浸润周围组织，较少包绕周围的血管神经。当肿块小时，可位于颈椎旁，包块大时会向前、向下进入后纵隔。超声检查在颈部神经母细胞瘤诊断中的灵敏性和特异性各家报道不一，灵敏性在 78%～95%，特异性在 70%～93%。在超声诊断中主要与横纹肌肉瘤、淋巴瘤及神经外胚层肿瘤等疾病鉴别。横纹肌肉瘤、淋巴瘤瘤体表现为单个或多个结节，内部可见液化，少见钙化。神经外胚层肿瘤的内部可见小的灶性坏死。在超声诊断不确定时可考虑结合核磁、CT 检查及 NSE、VMA 等肿瘤标志物检查帮助诊断，当然，最后的确诊还需依靠病理。

　　总结该例病例，有以下几点值得注意：①临床中，对颈部无痛性包块要高度重视，要尽早进行超声及核磁检查，以早期明确诊断。②细针穿刺活检有一定的局限性，与操作者个人的技术也有一定关系，对其结果要结合其他检查综合判断。该例穿刺活检病理结果为退化细胞，而血检 NSE 高，二者矛盾，但当地医院未进一步明确诊断，而采取观察，延误诊疗 3 个月。③该病例提醒我们，发生于颈部的无痛性包块虽以淋巴瘤、白血病、转移瘤多见，但也可见于原发性神经母细胞瘤，其影像学上可见钙化，与上述肿瘤不同，结合 NSE 等检查，可做出初步诊断。④术前经过穿刺活检的 II 期患者，均应升级为 III 期进行化疗，本例按照 II 期治疗，也获得缓解，但远期预后如何，仍应加强随访。

参考文献

1. 中国抗癌协会小儿肿瘤专业委员会. 儿童神经母细胞瘤诊疗专家共识. 中华小儿外科杂志，2015，36（1）：3 - 7.

2. 北京儿童医院集团病理协作组. 外周神经母细胞瘤病理诊断共识. 中华病理学杂志，2017，46（7）：459 - 464.

3. 靳瑞娟，孙多成，徐林，等. 儿童颈部占位性病变的影像学分析. 临床小儿外科杂志，2013，12（3）：221 - 223.

007 神经母细胞瘤 5

病历摘要

患儿女性，1岁1个月，主因"排便困难10余天"入院。

现病史： 入院前10余天，患儿无明显诱因出现排便时哭闹，便后缓解，粪便较干，呈球状，家长于右下腹可触及一硬币大小包块，质硬，按压时患儿出现哭闹。当地医院行腹部超声检查，结果提示：膀胱后方骶前可见高低混杂回声，范围约6.42 cm×4.71 cm×6.84 cm，轮廓较清晰，提示：骶前高低混杂回声包块。进一步行骶尾部核磁检查，结果提示：腰骶椎前方见混杂包块影，大小约4.7 cm×5.6 cm×6.0 cm，左侧腹膜后见肿大淋巴结。结肠、直肠及膀胱受压。诊断：腰骶前、骶管内占位，注意神经母细胞瘤可能。立即转诊上级医院，复查腹盆部超声，结果提示：骶前直肠左后可探及混杂回声包块，边界清晰，范围约6.2 cm×5.2 cm×6.5 cm，内可见多发斑片状高回声团，直肠轻度右前移；深方紧贴骶骨，部分向椎间隙延伸；周围可见多发转移淋巴结，大小约1.2 cm×0.6 cm，内见钙化；左侧髂总动脉贴边走行。印象：骶前神经源性肿瘤，范围约6.2 cm×5.2 cm×6.5 cm，向椎间隙延伸；直肠略右前移；周围淋巴结转移；左侧髂总动脉贴边走行。首先建议穿刺活检，后又考虑肿瘤距离膀胱近，穿刺易导致膀胱损伤，未予执行。为进一步诊治入我院。

入院查体： 神清，无贫血貌，左侧颈部可触及绿豆大小淋巴

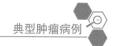

结，左侧腹股沟可触及数枚黄豆大小淋巴结，心、肺未见异常；腹软，稍膨隆，右下腹可触及一硬币大小包块，质硬，固定，无压痛，肝脾肋下未触及，肠鸣音正常。双下肢等长等粗，肌力、肌张力正常，互动自如；病理反射未引出。

辅助检查：

全身骨扫描：骶骨可疑受侵，考虑与神经母细胞瘤有关，其余部位未见明确恶性肿瘤骨转移病灶。

骨髓细胞学检查：未见转移瘤细胞，幼稚淋巴占 1.5%。

AFP 10.24 ng/mL（正常参考值 < 13.6 ng/mL）；NSE 51.5 ng/mL（正常参考值 < 16.3 ng/mL）；HVA/Cr% 11.971%（正常参考值 0.2% ~ 4.3%），VMA/Cr% 106.538%（正常参考值 < 19.147%）。

腹盆部超声：骶前直肠左后可探及混杂回声包块，边界清晰，范围为 6.2 cm × 5.2 cm × 6.5 cm，内可见多发斑片状高回声团，直肠轻度右前移；深方紧贴骶骨，部分向椎间隙延伸；周围可见多发转移淋巴结，大小为 1.2 cm × 0.6 cm，内见钙化；左侧髂总动脉贴边走行。印象：骶前神经源性肿瘤，范围为 6.2 cm × 5.2 cm × 6.5 cm，向椎间隙延伸；直肠略右前移；周围淋巴结转移；左侧髂总动脉贴边走行。

骶尾部核磁检查（图 17）：腰骶椎前方见混杂包块影，大小约 4.7 cm × 5.6 cm × 6.0 cm，左侧腹膜后见肿大淋巴结；结肠、直肠及膀胱受压。诊断：腰骶前、骶管内占位，注意神经母细胞瘤可能。

入院诊断： 盆腔、骶前肿物性质待查：神经母细胞瘤？

诊治经过： 术前根据影像学检查及查体情况，临床大致分期为神经母细胞瘤Ⅲ期。术前无法精确评估危险度，故按我科室原神经母细胞瘤方案行术前减容化疗，4 个疗程。第 1、第 3 疗程方案相

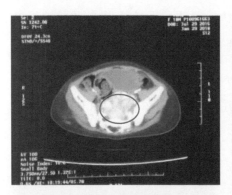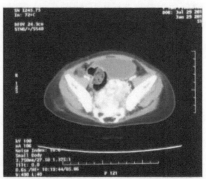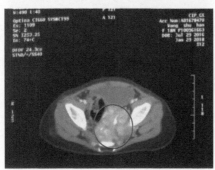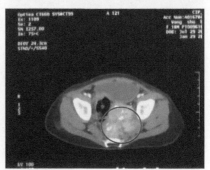

图 17　治疗前骶尾部核磁

同，具体为：长春新碱 0.5 mg，静脉推注，第 1 天；环磷酰胺
0.1 g，静脉滴注，第 1～第 3 天；表柔比星 9 mg，静脉滴注，第 1～
第 3 天。第 2、第 4 疗程方案相同，具体为：长春新碱 0.5 mg，静
脉推注，第 1 天；环磷酰胺 0.1 g，静脉滴注，第 1～第 3 天；顺铂
9 mg，静脉滴注，第 1～第 5 天；依托泊苷 45 mg，静脉滴注，第 1～
第 5 天。4 个疗程化疗结束后评估，复查腹部超声，结果提示：骶
前肿瘤，考虑神经母细胞瘤，蔓延至椎间孔。评估肿瘤进展，说明
治疗无效。更改化疗方案，采用 2016 版儿童神经母细胞瘤诊疗专
家共识，升级为高危化疗方案，行第 5 个疗程化疗，具体为：环磷
酰胺 0.15 g，静脉滴注，第 1～第 5 天；伊立替康 50 mg，静脉滴
注，第 1～第 5 天。再次评估，行腹盆腔超声检查，结果提示：盆
腔、骶前可见混杂密度包块，以软组织密度为主，其内可见多发钙

笔记

化灶，病变边缘欠规则，边界不清，病变经右侧骶骨孔延伸至 $S_2 \sim$ S_3 椎管内，$L_4 \sim L_5$ 椎体前可见软组织结节、伴钙化。增强：包块不均匀明显强化，大小约 4.7 cm×4.8 cm×5.8 cm；双侧髂内动脉部分分支穿行于病变边缘；膀胱后部明显向前方受压，盆腔肠管明显向右侧受压。印象：骶前神经源性肿瘤，侵犯椎管；下腹部大血管旁淋巴结转移。骶尾部及盆腔核磁示（图18）：骶骨前方、直肠后方见不规则形肿块向下延伸，大小约 4.0 cm×4.0 cm×5.9 cm（左右×前后×上下），肿块内部不均匀，其内可见散在的斑点状钙化影，增强后肿物明显强化，未见分隔，肿块边界不清楚，可见侵入椎管内及周边肌肉受压，皮下脂肪层欠清晰。印象：骶尾部占位性病变，侵入椎管内，累及周围软组织，神经源性肿瘤；腰 5 及骶椎椎板未闭合；腰 5 及骶椎脊柱裂。第二次评估结果仍为：化疗无效，肿瘤进展。化疗均不敏感，行手术治疗，并做药敏。即完善术前检查后，行盆腔肿物切除＋神外联合椎管内骶骨前肿瘤切除术。术中所见：暴露 $S_1 \sim S_3$ 椎板，灰红色肿瘤位于椎管内，肿瘤质韧，血供丰富，肿瘤将硬膜囊向右方推挤，分块全切椎管内肿瘤。继续普外科手术：左盆腔骶骨前腹膜肿物，实性，扁片状，附于骶骨的骨膜上，与左髂内血管粘连。与血管分离后，将肿物连同骶骨膜一并切除，血管神经无损。术后病理示：（腹部肿物）符合混合性节细胞神经母细胞瘤，伴钙化。肿瘤较破碎，总大小为 8.0 cm×6.0 cm×2.0 cm，可见脉管内瘤栓形成，烧灼缘可见肿瘤，可找见淋巴结 7 枚，其中 6～7 枚可见肿瘤转移。N-myc 扩增情况为阴性。术后诊断为：节细胞神经母细胞瘤（Ⅲ期），预后良好型，中危。由于术前化疗方案不敏感，术后按药敏结果行第 1～第 3 个疗程化疗，具体为：卡铂 250 mg，静脉滴注，第 1 天；异环磷酰胺 0.5 g，静脉滴注，第 1～第 5 天，同时给予美司钠解救。随后评估，行骶尾部核

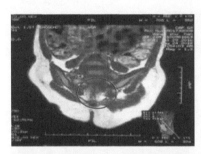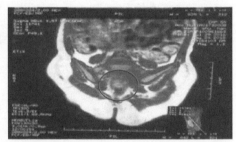
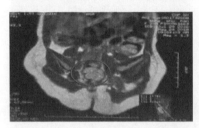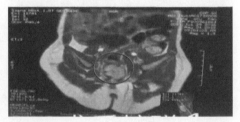

图18　5周期的化疗后骶尾部及盆腔核磁评估

磁示：骶骨前方、直肠左后方见软组织增厚，增强后轻度强化。骶椎椎管内见不规则强化软组织密度灶，其内可见结节状钙化灶。腰骶椎前缘见左侧结节状高密度灶，考虑肿瘤残留或术后改变。继续化疗2个疗程。第4个疗程化疗方案为：长春新碱0.5 mg，静脉推注，第1天；顺铂30 mg，静脉滴注，第2天；依托泊苷55 mg，静脉滴注，第4天；环磷酰胺0.4 g，静脉滴注，第1天，同时给予美司钠解救。第5个疗程化疗方案具体为：长春新碱0.5 mg，静脉推注，第1天；顺铂15 mg，静脉滴注，第2、第3天；表柔比星10 mg，静脉滴注，第4天；环磷酰胺0.4 g，静脉滴注，第1天，同时给予美司钠解救。结束后行术后第2次全面评估，骶盆腔核磁检查（图19），结果提示：骶椎骨破坏，椎管周围术后改变。未见转移及复发。复查 NSE、VMA 等检查，未见异常。随后全部化疗结束。目前处于随访、复诊阶段。停化疗8个月，规律复查4次，复查内容包括：血尿便常规、生化、NSE、VMA、早期肾功能损害、心电图、心脏超声及1次 PET-CT 检查，均无异常。

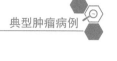

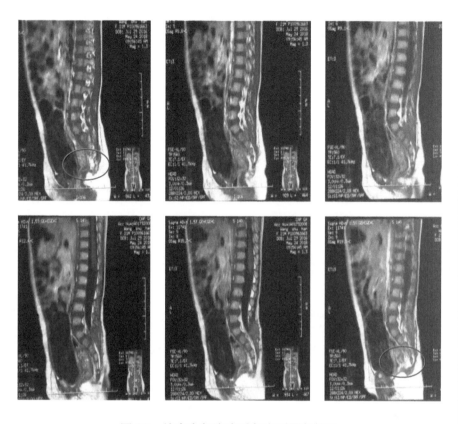

图 19　结束全部治疗后复查骶尾部核磁

病例分析

　　患儿为女性幼儿，以排便困难为首发症状，随后家长发现下腹部包块，立即到医院就诊。入院时查体：右下腹可触及一硬币大小包块，质硬，固定，无压痛，肝脾肋下未触及，肠鸣音正常，余无异常。辅助检查：NSE、高香草酸/尿肌酐、香草杏仁酸/尿肌酐的值均明显增高；AFP、血 hCG 正常。初步排除生殖细胞肿瘤。超声提示：骶前神经源性肿瘤，内见钙化灶，肿瘤向椎间隙延伸；周围淋巴结转移；左侧髂总动脉贴边走行。余脏器未见异常。骶尾部增强核磁示：腰骶前、骶管内占位，病变累及骶骨，向骶管内生长。左侧腹膜后见肿大淋巴结。结肠、直肠及膀胱受压。综上，该患儿入院后初步诊断：神经母细胞瘤可能性大，术前暂定Ⅲ期。考虑肿瘤不能完整切除，手术难度大，先行术前新辅助化疗。连续5个周期化疗后评估，肿瘤进展。说明肿瘤对术前的化疗方案不敏感，下一步治疗只能行手术，需根据病理结果明确诊断，同时可行药敏检测。该患儿术后病理结果回报：节细胞神经母细胞瘤（混合型），是神经母细胞瘤组织学分型中的一种。目前神经母细胞瘤的治疗是基于其分期、分型，以及分子生物学特性进行危险度分组，从而采取有针对性的治疗方案。组织学分型属于危险度分组中的一项。神经母细胞瘤的组织学分型包括：节细胞性神经瘤、节细胞性神经母细胞瘤混杂型、节细胞性神经母细胞瘤结节型、神经母细胞瘤。节细胞性神经母细胞瘤混杂型属于预后良好型；但该患儿病理检查结果还提示：肿瘤周围淋巴结转移、椎管内浸润、断端镜下残留，$N\text{-}myc$ 扩增情况为阴性，故危险度分组为中危组。由于该患儿做了药敏检测，术后我们将药敏的化疗方案与中危组的化疗方案对比，采取针对该患儿的个体化治疗方案，术后共行5个周期化疗后停药。目前病情稳定，处于随访阶段。该患儿治疗过程中需注意几个问题：①该患儿发病年龄并不是13个月，而是小于12个月，只是发现腹部包块时为13个月龄；②患儿手术只是肉眼下完整切除，其实镜下有残留，病理结果可以明确这一点；③术中肿瘤是破碎的，包膜不完整，导致术后复发、转移的风险增高；④肿瘤周围淋巴结转移数目偏多。虽然病理为预后良好型，但仍需严密观察病情变化，严格随访，以防日后复发时易被早发现、早治疗。

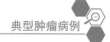

病例点评

　　节细胞神经母细胞瘤是神经母细胞瘤的一种特殊类型，其肿瘤细胞的恶性度介于良恶性中间。节细胞神经母细胞瘤混合型，系混杂有良恶性细胞的混合体。良性成分对化、放疗均不敏感，恶性成分对化、放疗敏感，在病理分型中，总体上属预后良好型。因此，对此类患儿的治疗，手术完整切除至关重要，术后配以多药联合化疗，方能取得较好预后。本例患儿发病时肿瘤已经很大，并有局部淋巴结转移及向椎管内浸润生长，难以一期手术切除，因距离膀胱、直肠较近，也难以经过穿刺获得活检病理，因此首先按照神经母细胞瘤方案给予化疗 5 个疗程，准备择期手术。但化疗后肿瘤不缩小反而增大，考虑对化疗不敏感，即给予手术不完整切除（镜下残留）。术后继续化疗 5 个疗程，停药观察 1 年，未见复发。

　　总结该病例诊疗过程，有以下几点值得临床工作中注意：①当可疑神经母细胞瘤对化疗不敏感时，要考虑到节细胞神经母细胞瘤的可能，此时应尽快手术，术中尽可能彻底切除肿瘤组织及可能转移的淋巴结，术后继以系统化疗，可能是比较理想的治疗策略。②由于节细胞神经母细胞瘤混合型瘤组织中混杂有良性成分，即便术中肿瘤破溃，如术后能及时化疗，也能获得比较好的预后。③由于节细胞神经母细胞瘤混合型瘤组织中混杂有良性成分，对放疗不敏感，因而该患儿虽术中肿瘤破溃，术后病理有镜下残留，脉管里有瘤栓，术后也未进行瘤床放疗，而且也获得比较好的短期预后。④该患儿预后较好还与其肿瘤组织中的恶性细胞 *N-myc* 基因阴性，未发生远处转移有关。该患儿随访时间尚短，远期预后如何尚需密切随访。

参考文献

1. 中国抗癌协会小儿肿瘤专业委员会. 儿童神经母细胞瘤诊疗专家共识. 中华小儿外科杂志, 2015, 36（1）: 3 – 7.

2. MATTHAY K K, VILLABLANCA J G, SEEGER R C, et a1. Treatment of high – risk neuroblastoma with intensive chemotherapy, radiotherapy, autologous bone marrow transplantation, and 13 – cis – retinoie acid. Children's Cancer Group. N Engl J Med, 1999, 341（16）: 1165 – 1173.

3. PARK J R, SCOTT J R, STEWART C F, et a1. Pilot induction regimen incorporating pharmacokinetically guided topotecan for treatment of newly diagnosed high – risk neuroblastoma: A Children's Oncology Group study. J Clin Oncol, 2011, 29（33）: 4351 – 4357.

4. 金眉, 张大伟, 王焕民, 等. 儿童腹膜后神经母细胞瘤 56 例临床分析. 中国循证儿科杂志, 2012, 7（3）: 196 – 199.

5. 吉毅, 肖现民. 神经母细胞瘤研究与治疗现状. 中华小儿外科杂志, 2011, 32（9）: 703 – 705.

6. 马晓莉, 金娟, 张大伟, 等. 多学科联合诊治神经母细胞瘤 91 例临床特征及近期疗效分析. 中华实用儿科临床杂志, 2013, 28（2）: 178 – 182.

008 肝母细胞瘤

📋 病历摘要

患儿男性, 6 个月, 主因"发现腹部包块半月"入院。

现病史: 入院前半月家长无意中发现患儿上腹部包块, 质硬, 固定, 不伴发热, 无腹痛、腹胀、呕吐, 无便秘、排尿困难, 就诊当地医院行腹部 CT 增强扫描：肝脏体积增大，肝脏显示巨大团块状略低密度影，密度不均，边界较清，大小约 91.2 mm×65.9 mm×76.3 mm，考虑肝母细胞瘤；AFP＞1000（＜6.05）IU/mL；诊断"肝母细胞瘤"，未予诊治。入院前 1 周，就诊北京某医院查腹部超声：肝左右叶实质内见巨大高回声为主混合包块，大小约 11.6 cm×7.5 cm×9.1 cm，边界清晰，内可见小囊区。瘤灶占据第二肝门，骑跨第一肝门，残肝回声均匀，血流丰富。腹部未见肿大淋巴结。胸部 CT：两下肺少量肺炎，请治疗后复查；右肺下叶前段、右肺中叶外侧段及左肺舌叶下段肺野内可见数处小结节样软组织密度影，考虑为转移瘤？AFP 值 2 708 900（0～9）ng/mL，考虑"肝母细胞瘤（Ⅳ期），肺转移，高危"。为进一步治疗入我院。

入院查体：贫血貌，腹部膨隆，可见腹壁静脉曲张，右上腹部可触及巨大肿块，过中线，大小约 12 cm×8 cm，质硬，固定，无压痛，边界清晰，上至双侧肋缘下，下至脐上 1 cm，脐周腹围 47 cm，最大腹围 48 cm，脾肋下未触及，移动性浊音（－），肠鸣音正常。

辅助检查：血常规：白细胞 10.64×10⁹/L，血红蛋白 105 g/L，血小板 261×10⁹/L，淋巴细胞率 49.9%，单核细胞率 10.1%，嗜酸细胞率 7.4%，中性粒细胞率 31.8%，C-反应蛋白 5.6 mg/L。小儿生化：谷丙转氨酶 21 IU/L，转肽酶 247 IU/L，碱性磷酸酶 82 IU/L，谷草转氨酶 136 IU/L，尿酸 609 μmol/L，LDH 291 IU/L，磷酸肌酸激酶 MB 28 IU/L。铁蛋白 30.80（23.90～336.20）ng/mL；AFP 2 708 900.00（0～9）ng/mL；癌胚抗原 0.66（＜5.09）ng/mL；糖类抗原 19-9 12.38（＜37.00）IU/L；糖类抗原-50 14.46（＜25.00）IU/L。

腹部 CT（图 20）：肝脏体积增大，肝脏显示巨大团块状略低密度影，密度不均，边界较清，大小约 91.2 mm × 65.9 mm × 76.3 mm，增强扫描动脉期呈不均质中等程度强化，影像学意见：肝脏占位，考虑肝母细胞瘤。

胸部 CT（图21）：右肺下叶前段、右肺中叶外侧段及左肺舌叶下段肺野内可见数处小结节样软组织密度影，考虑为转移瘤？

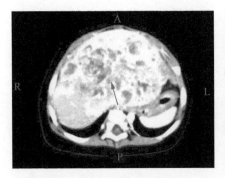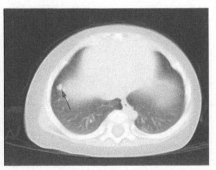

图20 治疗前腹部增强 CT   图21 治疗前胸部 CT

入院诊断：肝母细胞瘤（Ⅳ期，高危）。

诊治经过：患儿入院时诊断基本明确。根据 PLADO 方案，给予行 4 个疗程化疗 [顺铂 20 mg/(m² · d) × 5 d + 表柔比星 60 mg/m² 总量] 后，评估肿瘤明显缩小，AFP 35 399 ng/mL，拟行手术治疗。因家庭原因未行手术及化疗。2 个月后复查肿瘤较前增大，AFP > 60 500 ng/mL。再次行 2 个疗程化疗（方案同前）后，在全麻下行腹部肿物切除术。术后病理：肉眼所见部分肝脏及肿物一个，大小约 9.5 cm × 9.0 cm × 4.5 cm，表面灰红色大部分光滑，局部粗糙；切面多见结节，范围 7.0 cm × 4.5 cm × 4.0 cm，结节呈灰绿色灰黄色，见多个褐色出血灶，与周围组织界尚清，周围见部分正常肝组织。切面灰红色实性质中。病理诊断：结合临床、形态及免疫组化结果，符合肝母细胞瘤，上皮及间叶混合型，伴部分区域出血、变性、坏死及灶性钙化，未见明确脉管内瘤栓形成，局部手术烧灼缘距肿瘤甚近。请临床注意密切随访，以防日后复发和（或）转移的

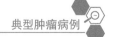

可能。免疫组化结果：AFP（＋），HAS（＋），Hepatocyte（＋），CAM5.2（＋），AE1/AE3（＋），CK8（＋），CK19（＋），CEA（＋），EMA（－），VEGF（＋），CD34（－），LCA（－），Vimentin（－），GST-n（＋），MDR-1（－），TopoⅡ（＋），EGFR（＋），RRM1（＋），MGMT（＋），Ki-67（40%～50%），β-catenin（＋）。术后评估为肝母细胞瘤（Ⅳ期，高危），AFP 7908 ng/mL，术后共行9个疗程化疗 [8个疗程顺铂＋表柔比星，1个疗程长春地辛 3.0 mg/m² ＋伊立替康 50 mg/(m²·d)×5 d]。术后2个疗程化疗后 AFP 正常。8个疗程化疗后评估复查腹部增强 CT（图22）：肝脏形态不规则，部分肝叶缺如。胸部 CT（图23）：右肺中叶见小结节样影，直径约 0.3 cm。AFP 24.8 ng/mL。胸科会诊后建议行手术切除，家属强烈要求继续行化疗，第9轮化疗结束后，患儿自行到外院行肺部放疗，随后停止全部治疗，进入随访阶段。现已结束治疗3年，未见肿瘤复发及转移。

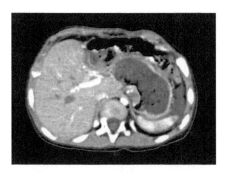

肝脏部分肝叶缺如；未见复发灶。

图22　术后8个周期化疗后复查腹部增强 CT

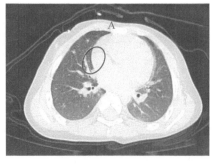

肺部转移瘤未完全消失。

图23　术后8个周期化疗后复查胸部 CT

病例分析

患儿男性，发病年龄小于1岁，以无痛性腹部包块起病，不伴发热及皮肤黄染，无咳嗽、气促，查体右上腹可触及巨大、质硬、固定无痛性肿块。腹部超声显示：肝左右叶实质内见巨大高回声为主混合包块，边界清晰，内可见小囊区。腹部CT显示：肝脏体积增大，肝脏显示巨大团块状略低密度影，密度不均，边界较清，增强扫描动脉期呈不均质中等程度强化。AFP显著增高。对5岁以下儿童，如发现腹部包块伴AFP水平显著升高，结合腹部影像学检查，应高度怀疑肝母细胞瘤。特别是3岁以下儿童出现肝脏巨大肿块合并AFP明显升高，应首先考虑为肝母细胞瘤，该患儿符合上述所有条件，所以高度怀疑肝母细胞瘤。但仍需与其他肝脏恶性肿瘤鉴别。①原发性肝细胞癌：发病年龄常>5岁，肝母细胞瘤和原发性肝癌实验室检查AFP均升高，但原发性肝癌多有肝炎、肝硬化等临床病史。原发性肝癌在增强CT上的典型表现为"快进快出"，这是注射造影剂的时候CT扫描所产生的影像学特征的总结，是由肝癌组织的病理构造所决定。正常肝组织的血液供应有两套系统，75%来自于门静脉系统，肝动脉系统血液供应仅占25%左右；而肝癌组织的血液供应90%以上都来自于肝动脉系统。因此在注射造影剂后，在极短的时间内肝癌组织造影剂的浓度明显高于正常肝组织，影像学上会表现为肝癌组织内的密度或信号明显增强高于正常的肝组织，表现为动脉期的充填，而等肝组织从门静脉系统获得多量造影剂充填的时候，肝癌组织内的造影剂浓度已经明显下降了，影像学上表现为肝癌组织内的密度或信号明显减低，而显著低于正常肝组织。这种影像学的特点就被简单的总结为"快进快出"，且肿瘤钙化较少见，有助于与肝母细胞瘤鉴别。②肝转移：神经母细胞瘤、肾母细胞瘤等肝脏转移，两者发病年龄相似，但是转移瘤AFP不升高，CT表现为肝实质内占位，与肝实质分界不清，常伴有腹部淋巴结肿大，如发现原发病灶，鉴别相对容易。另外，肝母细胞瘤在腹部 CT 上具有"十多、一低、一少"的特点,"十多"即单发病灶多、右叶多、跨叶多、外生型多、圆形多、实性多、具有假包膜的多、出血坏死多、囊变多、钙化多,"一低"即无论平扫或增强扫描,肿瘤密度低于肝实质,"一少"即肝硬化少见。该患儿肝内瘤灶为单发病灶,因为肿瘤巨大,肿瘤跨越肝左右叶,密度略低,内有小囊,边界清楚,CT 平扫及增强的图像,肿块的密度均低于肝实质,不同于一般常见肿瘤。符合肝母细胞瘤常见的CT 影像学特征。

肺脏是儿童肝母细胞瘤最常见的转移部位,一般临床表现不明显,少数病例可伴有咳嗽、胸痛、血丝痰、气促及发热等临床表现。该患儿无任何呼吸道症状,符合肺转移瘤多数患者初期无临床表现或者临床表现较轻微的特点,因此,对于疑似肝母细胞瘤患儿初治时均应常规行胸部 CT 检查以明确是否存在肺部转移,这对于临床分期及诊疗方案的确定较为重要。此外,肝母细胞瘤伴肺转移瘤多由血行转移而来,肺转移瘤多发生于双肺的边缘或血管末端供应区。因此在阅肺部 CT 片时,尤其注意肺部边缘区域。有肺转移肝母细胞瘤的治疗也值得关注。既往认为有肺转移的肝母细胞瘤预后差,但部分研究显示,初诊时肺转移的肝母细胞瘤患儿的生存率并无明显下降,但治疗中出现肺转移的肝母细胞瘤则预后很差。肺转移肝母细胞瘤的治疗主要采取化疗 + 手术切除原发灶与转移灶。国际上对于肺转移灶的切除时机尚有分歧。部分学者认为Ⅳ期肝母细胞瘤应同时切除肝脏原发灶与肺转移灶,尽早开始术后化疗,以免延长化疗疗程。肝母细胞瘤患儿一般发病年龄较小,同时切除手术风险大,且肺部转移常呈多灶性,手术切除难度大。可先手术切除原发病灶,术后联合新辅助化疗,以期缩小转移灶提高手术切除率。该患儿在治疗方案的选择上采取术前新辅助化疗后,因肺部转移灶为双肺散在多发，无法手术切除，在手术切除原发灶后继续采用个体化化疗，并行放疗。放疗后肺部转移完全消失。目前停药随访3年，多次复查未见复发及转移灶，无病存活。

病例点评

肝母细胞瘤是儿童肝脏最多见的恶性肿瘤，发病年龄在3岁以上占85%~90%，男孩较女孩发病率高，肝母细胞瘤可以发生于肝脏左叶或右叶，以右叶多见。肝母细胞瘤大多表现为肝内单个球形或分叶状融合的实性包块，常使肝叶变形或移位，大多数肿块有包膜，少数为弥漫型病变。肺脏是儿童肝母细胞瘤最常见的转移部位，一般临床表现不明显，少数病例可伴有咳嗽、胸痛、血丝痰、气促及发热等临床表现。肺转移瘤临床表现较轻微常被忽略，因此，对于疑似肝母细胞瘤患儿应常规行胸部X线或CT检查以明确是否存在肺部转移。肝母细胞瘤伴肺转移瘤多由血行转移而来，转移途径多经肝门静脉至下腔静脉、肺循环，而达到肺血管末端后肿瘤细胞驻留形成转移瘤。因此，肺转移瘤多发生于双肺的边缘或血管末端供应区。血清AFP是肝母细胞瘤重要的肿瘤标志物，胎儿型者AFP升高较其他组织学分型高，因此，AFP对于肝母细胞瘤的诊断、随访及预后判断均有一定的临床意义。肝母细胞瘤对化疗敏感，手术+多药联合化疗，生存率达到90%以上，但伴有远处转移的肝母细胞瘤生存率仍不满意，最低仅为15%~20%。肝母细胞瘤伴有肺转移患儿预后较差，应适当延长化疗周期。

该病例为典型肝母细胞瘤合并肺转移病例，总结该例的病例特点，有以下几点值得我们注意：①肝母细胞瘤呈无痛性生长，早期缺乏症状，难以发现，提醒我们要加强婴幼儿健康查体，尤其包含超声检查在内的健康查体。②由于对肝母细胞瘤的治疗及预后缺乏相关的知识，一些家长谈癌色变，常放弃治疗，需要我们进行科普宣传及基层医生的培训。③肝母细胞瘤发生肺转移，尤其是多发转移，如果发生在初发病时，可先尝试化疗，部分患儿完全可以通过化疗消除转移病灶。如化疗后转移灶未消失，再行手术或放疗。

参考文献

1. 中国抗癌协会小儿肿瘤专业委员会，中华医学会小儿外科分会肿瘤专业组. 儿童肝母细胞瘤多学科诊疗专家共识（CCCG－HB－2016）. 中华小儿外科杂志，2017，38（10）：733－739.

2. 中华医学会病理学分会儿科病理学组，福棠儿童医学发展研究中心病理专业委员会. 肝母细胞瘤病理诊断专家共识. 中华病理学杂志，2019，48（3）：176－181.

3. 黄东生，张谊. 儿童肝母细胞瘤的治疗研究进展. 中国小儿血液与肿瘤杂志，2015（4）：173－176.

009　横纹肌肉瘤 1

病历摘要

患儿女性，2 岁 8 个月，主因"左眼球突出 3 月余"入院。

现病史：3 个多月前，患儿无明显诱因出现左眼球突出，哭闹后加重，无畏光、流泪，无视力改变，就诊当地医院，分别行眼眶 CT、MRI 检查，提示：左眶占位，性质待查。随后行眼眶肿物穿刺术，术中抽出鲜红色液体 1.2 mL，送病理，细胞学检查示：少许细胞退行性改变，未见肿瘤细胞。未予治疗，建议观察。此后眼球突出逐渐加重。为进一步诊治入我院。

入院查体：神清，颈软，无抵抗，心、肺、腹查体未见异常。右眼：视力检查不配合，可寻物，眉毛无脱落，眼睑无水肿，泪囊区按压无脓性分泌物反流，眼位正，眼球各方向运动到位，结膜不充血，角膜透明，前房中等深度，KP（-），房闪（-），虹膜色泽正常，无萎缩和前后粘连，瞳孔形圆居中，直径3 mm，对光反射灵敏，晶体无混浊，玻璃体透明。眼底检查：不配合。眶压（-）。左眼：视力检查不配合，可寻物，眉毛无脱落，眼睑肿胀，泪囊区按压无脓性分泌物反流，眼球外移位，眼球运动检查不配合，眼球突出度：右13 mm，左17 mm，眶距85 mm，结膜不充血，角膜透明，前房中等深度，KP（-），房闪（-），虹膜色泽正常，无萎缩和前后粘连，瞳孔形圆居中，直径3 mm，对光反射灵敏，晶体无混浊，玻璃体透明。眼底检查：不配合。眼压Tn。眶压（++）。

辅助检查：

血常规：白细胞4.3×10^9/L，中性粒细胞1.81×10^9/L，血红蛋白114 g/L，血小板170×10^9/L。

生化：谷丙转氨酶7 IU/L，谷草转氨酶21 IU/L，LDH 234 IU/L。

眼眶核磁（图24）：左侧眼球内后方良性占位性病变，大小约3.5 cm×2.2 cm×2.4 cm，与左眶内直肌分界欠清，左眶视神经、内直肌、上直肌受压移位，眼球右后缘略变形，明显向外侧移位。考虑血管源性肿瘤可能性大；胚胎型横纹肌肉瘤不除外；右侧颞部脑外异常信号，畸形血管。

眼部增强核磁（图25）：左侧眼眶内侧椭圆形肿块，大小约3.00 cm×1.28 cm×2.79 cm，左侧眼球外移，肿块影呈不均匀明显强化。与左侧视神经分界不清。左侧筛窦似受累及。右侧眼眶区未见明显异常强化信号影。检查诊断：左侧眼眶内侧肿块：横纹肌肉瘤？请临床结合病史必要时进一步检查。

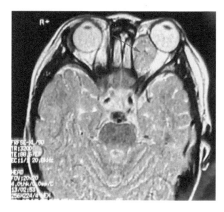

图 24　治疗前的眼眶核磁

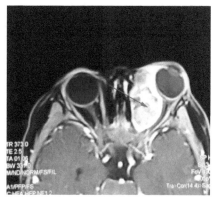

图 25　治疗前眼眶增强核磁

初步诊断：左眼眶肿瘤性质待查：横纹肌肉瘤？

诊治经过：入院后完善术前检查，在全麻下行"左眼眶内复杂肿瘤切除术"。手术记录：全麻下患儿仰卧，碘伏消毒眶面部皮肤，眼眶手术常规无菌铺巾。左眼外眦剪开，皮肤水平外沿约 2.5 cm。钝性分离皮下组织，暴露眶外壁。切开骨膜，电锯截取眶外缘骨瓣，电凝止血，T 型剪开眶外侧骨膜，使眶内软组织及眼球向颞窝移位。内上方结膜弧形切口，结膜下稍钝性分离即暴露内上方肿瘤，向前突出，色黄白，质中等，假包膜，表面光滑，可见肌纤维附着其上，与周围组织轻度粘连，考虑肿瘤巨大且向眶尖部延伸，予分块先切除内上方突出部分肿瘤，大小约 2 cm×2 cm×2 cm，切面少量渗血，电凝止血。后部肿瘤色紫红，质中等，有光滑包膜，前端延伸为内直肌止点，向后膨大，沿内直肌走行向眶尖延伸，直径最大处超过 2 cm。仔细辨认后证实，肿瘤位于内直肌内，表面有少许肌纤维包裹，部分与肿瘤实质不可分离，无正常内直肌结构。离断内直肌止点，钳夹肿瘤前极，脑压板保护视神经，予直视下小心分离肿瘤与周围组织的粘连，粘连不重，完整分离后，于眶尖部内直肌起点附近切断肿瘤根部，完整取出肿瘤，大小约 3 cm × 2.5 cm × 2.5 cm，送病理。术野少量渗血，小心电凝止血。为引流术野积血，咬除部分眶内壁下方骨质，使眼眶与筛窦沟通，避免术后眶内渗血挤压视神经。观察术野无活动性出血，8-0 可吸收缝线间断缝合内上方结膜切口，5-0 可吸收缝线缝合眶外壁骨膜。眶外缘骨瓣复位，可吸收钉板材料固定。5-0 可吸收缝线缝合骨膜、外眦及皮下组织，6-0 丝线缝合外眦部皮肤切口，6-0 可吸收缝线皮内缝合皮肤切口。单眼包扎，术毕。

术后病理示：S-100（部分＋），Vimentin（＋），Desmin（部分＋），Ki-67（50%＋），CK（－），LCA（－），CD56（＋），CD34（－），NSE（个别＋），Syn（部分＋），Actin（部分＋），MyoD1（部分＋）。诊断：（左眶）胚胎型横纹肌肉瘤，部分为腺泡状。肿瘤切除彻底，术后仅行瘤床区域放疗。停治疗。之后规律复查眼眶核磁（图26），结果提示：原发部位未见复发及转移灶。停治疗近1年，复查双眼核磁（图27），结果提示：左眶眼球内侧见团块状稍长 T_1 稍长 T_2 信号影，DWI 呈高信号，ADC 呈低信号，边界尚清，范围约 1.75 cm × 0.76 cm × 1.53 cm，增强扫描呈明显强化，考虑肿瘤复发。全身骨扫描提示：右眶下、左眶外上放射性增高影，考虑骨转移。

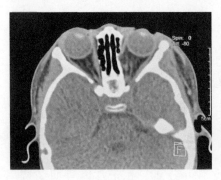

图26　第1次停治疗后复查

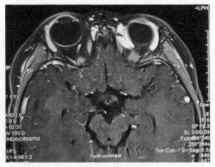

图27　停第1次治疗1年后复查眼眶核磁

随后按我科横纹肌肉瘤 09 方案进行化疗，连续 18 个疗程。前 9 个疗程化疗为 A、B 两种方案交替进行，A 方案具体为：长春新碱 1 mg，静脉推注，第 1 天；环磷酰胺 300 mg，静脉滴注，第 1～第 3 天；表柔比星 20 mg，静脉滴注，第 1～第 2 天。B 方案具体为：长春新碱 0.93 mg，静脉推注，第 1 天；放线菌素 D 200 μg，静脉滴注，第 1～第 5 天；环磷酰胺 300 mg，静脉滴注，第 1～第 3 天。化疗期间化疗药物剂量根据体重变化进行调整。第 10 个疗程化疗方案为：顺铂 13 mg，静脉滴注，第 1～第 5 天；依托泊苷 100 mg，静脉滴注，第 1、第 3、第 5 天。随后第 11～第 15 个疗程化疗为 B、A 方案交替进行。期间环磷酰胺、放线菌素 D 的剂量随体重调整。第 16 个疗程化疗方案为：顺铂 12 mg，静脉滴注，第 1～第 5 天；依托泊苷 100 mg，静脉滴注，第 1、第 3、第 5 天。第 17 个疗程化疗方案为：长春新碱 1 mg，静脉推注，第 1 天；环磷酰胺 0.35 g，静脉滴注，第 1～第 3 天；依托泊苷 100 mg，静脉滴注，第 1、第 3、第 5 天。第 18 个疗程化疗方案为：长春新碱 1 mg，静脉推注，第 1 天；环磷酰胺 300 mg，静脉滴注，第 1～第 3 天；表柔比星 20 mg，静脉滴注，第 1 天；依托泊苷 0.1 g，静脉滴注，第 1、第 3、第 5 天。化疗期间，每 3 个疗程后复查眼眶核磁，结果提示：肿物较前明显缩小。请眼眶科会诊后认为不适合手术，只行化疗。

18 个周期化疗结束后，再次复查眼眶核磁（图 28），结果提示：左眶眼球内侧团块影与近期复查结果比较无变化。再次停全部治疗。此后每 3 个月复查 1 次眼眶增强核磁，连续 5 次，原发部位软组织影像大小稳定、无变化，亦未见转移征象。停治疗约 1 年半时，即行第 6 次复查时，眼眶核磁结果提示（图 29）：左眶眼球内侧见团块状稍长 T_1 稍长 T_2 信号影，DWI 呈高信号，ADC 呈低信

57

号，边界尚清，范围约 1.75 cm×0.76 cm×1.53 cm，增强扫描呈明显强化，局部与内直肌分界不清，眼球略受压，上斜肌受压变薄。左眶横纹肌肉瘤术后改变，左眶眼球内侧占位，考虑为肿瘤复发可能性大。患儿无任何不适。由于经济原因，家长未予治疗。此后4个月患儿左侧内眦处包块逐渐增大，伴眼球内收功能受限及视力下降。再次行眼眶核磁检查（图 30）示：左眶眼球内侧见团块大小约 1.4 cm×3.3 cm，较前明显增大。行胸部 CT，头颅核磁，心脏、腹部超声，骨髓穿刺及腰椎穿刺等检查，均未见转移。外院病理会诊第一次手术病理切片示：（左眼眶）横纹肌肉瘤，符合腺泡型。*FKHR* 基因位点 FISH 检测（＋），即染色体 *FKHR* 基因位点发生断裂易位。全面评估结果：横纹肌肉瘤多次复发，临床危险度为高危组，按《2016 年中国儿童及青少年横纹肌肉瘤诊疗建议》高危组方案再次行化疗。第 1、第 3、第 9、第 15 个疗程方案为：长春新碱 1.2 mg（1.5 mg/m²），静脉推注，第 1 天；放线菌素 D 900 μg（每次 0.045 mg/kg），静脉滴注，第 1 天；环磷酰胺 1 g（1.2 g/m²），静脉滴注，第 1 天，同时给予美司钠解救。第 2、第 4、第 10、第 16 个疗程方案为：长春新碱 1.2 mg（1.5 mg/m²），静脉推注，第 1 天；伊立替康 40 mg（50 mg/m²），静脉滴注，第 1~第 5 天。第 5、第 7、第 11、第 13、第 17 个疗程方案为：长春新碱 1.2 mg（1.5 mg/m²），静脉推注，第 1 天；表柔比星 25 mg（60 mg/m²），静脉滴注，第 1~第 2 天；环磷酰胺 1 g（1.2 g/m²），静脉滴注，第 1 天，同时给予美司钠解救。第 6、第 8、第 12、第 14、第 18 个疗程方案为：异环磷酰胺 1.4 g（1.8 g/m²），静脉滴注，第 1~第 5 天，同时给予美司钠解救；依托泊苷 80 mg（100 mg/m²），静脉滴注，第 1~第 5 天。期间第 4 个疗程结束后评估，仍无法行手术切除。化疗 5 个疗程后再次行瘤灶放疗（具体剂量为 200 cGy/次，共

30 次）。期间每 3 个疗程评估眼眶增强核磁，结果提示：眼眶肿瘤
逐渐缩小。目前化疗已经全部结束，共 18 个周期化疗。随访中，
最后 1 次评估眼眶核磁（图 31），提示：左眶眼球内侧异常信号大
小约 0.45 cm×0.96 cm，稳定。粗测视力较复发时好转。

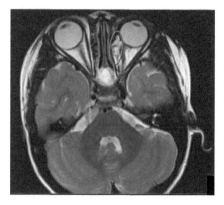

图 28　第 2 次停治疗时复查

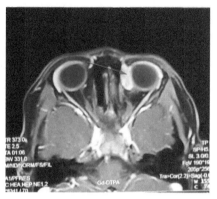

图 29　第 2 次停治疗后 1 年半
复查眼眶核磁

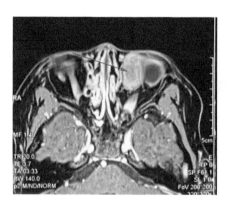

图 30　肿瘤第 3 次复发后 4 个月
复查眼眶核磁

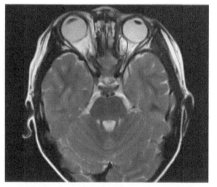

图 31　停第 3 次正规治疗后
复查眼眶核磁

病例分析

患儿首次发病时为 2 岁 8 个月的幼儿，以突眼为首发症状。院
外头颅检查发现左眶内的占位，并行穿刺术，但未找到肿瘤细胞，

笔记

未予治疗，建议观察。延误 3 个月，导致病变快速进展。入我科时查体：颈软，无抵抗，右眼未见异常。左眼：视力检查不配合，可寻物，眉毛无脱落，眼睑肿胀，泪囊区按压无脓性分泌物反流，眼球外移位，眼球运动检查不配合，眼球突出度：右 13 mm，左 17 mm，眶压（＋＋）。入院后行左眼眶内复杂肿瘤切除术，术后病理确诊横纹肌肉瘤，部分腺泡型。由于肿物切除彻底，当时考虑发病位置又属于预后良好部位，仅行瘤区局部放疗，未予化疗。停放疗 1 年，随访复查时，眼眶核磁提示肿瘤复发，全身评估后确定无远处转移。随后足量、足疗程正规化疗，化疗使肿瘤明显缩小，评估后，眼眶科认为，肿瘤过小，手术中找不到瘤灶可能性大，不建议手术。连续 18 个疗程化疗后停治疗。此次停治疗后，仍规律复查，约 1 年半时，眼眶核磁提示再次复发，但病灶小，加之家庭经济原因，未予治疗。耽搁 4 个月后，复查眼眶核磁，结果提示：肿物较 4 个月前增大。眼眶科会诊后仍不建议手术，要求继续化疗。为此，将第一次病理切片送到外院会诊，并行 FISH 检测。病理会诊结果：（左眼眶）横纹肌肉瘤，符合腺泡型。*FKHR* 基因位点 FISH 检测（＋），即染色体 *FKHR* 基因位点发生断裂易位。从发病初期至此次病理外院会诊，患儿病程 3 年余，诊断一直很明确，但复发两次。故从该患儿的诊疗过程看，影响横纹肌肉瘤复发及预后的因素是多方面的，其中是否规范化疗是影响复发的独立危险因素。该患儿首次发病时，无论从年龄、发病部位、肿瘤大小都属于预后良好型，但由于手术完整切除肿瘤后，仅行放疗，未给予化疗，导致肿瘤复发。第一次复发后规范化疗，但未行手术治疗，停治疗后近 1 年半时间再次复发。二次复发后更换化疗方案，并联合放疗，肿瘤仍明显缩小，达到部分缓解。通过该病例，也说明腺泡型横纹肌肉瘤，并 *FKHR* 基因位点 FISH 检测阳性患者，肿瘤更易复发，预后差。

除此之外，还提醒广大儿科肿瘤医师，横纹肌肉瘤确实是一种对放、化疗均敏感的小细胞肉瘤，但要提高患者的长期生存率，仍需采取手术、化疗、放疗等综合治疗，缺一不可，否则易复发、转移。该患儿目前治疗已接近尾声，二次复发后仍没有行手术治疗，仅放化疗，且 FISH 检测阳性，停治疗后仍存在复发的可能性，预后差。

病例点评

横纹肌肉瘤（RMS）是间叶组织来源的恶性肿瘤，在儿童颅外实体肿瘤中仅次于肾母细胞瘤和神经母细胞瘤位居第 3 位，与儿童神经母细胞瘤、淋巴瘤、原始神经外胚层瘤同属于小蓝圆细胞肿瘤。横纹肌肉瘤临床表现多样，异质性强，预后与多种因素有关。首先，发病年龄为 RMS 预后的影响因素之一；其次，为 RMS 的组织学类型。临床上 RMS 的组织学类型分为胚胎型（ERMS）和腺泡型（ARMS）、未分化型。ERMS 又称预后良好型，最常见，大约占 RMS 的 60%，好发于头颈部、泌尿生殖道、腹膜后；葡萄簇状细胞型和梭形细胞型均属于 ERMS。ARMS 为预后不良型，约占 RMS 的 20%，好发于四肢，尤其前臂、股部，其次为躯干、直肠周围、会阴部，侵袭性强、恶性程度高。剩余 20% 为未分化型，通常无肌细胞分化征象。该患儿的发病部位良好，头颈部，但组织学类型为预后不良型。约 80% ARMS 存在染色体易位 t（2；13）（q35；q14）或 t（1；13）（q36；q14）。这两种易位分别形成了相应的融合基因 *PAX3 - FKHR* 和 *PAX7 - FKHR*。其中，PAX3 - FKHR 融合蛋白与预后不良相关，该患儿病理会诊结果恰提示为该基因阳性。

目前，横纹肌肉瘤治疗需要规范的综合治疗，主要包括手术、化疗和放疗；需肿瘤内、外、放疗科多学科合作，更需要长期随访

笔记

及管理。虽然横纹肌肉瘤对化疗、放疗敏感，但单一治疗效果差。横纹肌肉瘤一般在治疗后 12 ~ 24 个月时复发率最高。横纹肌肉瘤患者复发的相关因素包括临床分期、危险度分组、是否伴有转移及是否进行规范化疗。其中，是否进行规范化疗是影响其复发的独立危险因素。规范有效的化疗有助于清除肿瘤患者术后的残余病灶。复发时间及是否伴有转移是横纹肌肉瘤复发患儿预后的独立影响因素，复发时间越短，患儿预后生存越差；反之，复发时间越长，患儿生存预后越好。

到目前为止，该患儿病程 5 年余，回顾其发病及临床诊治过程，有以下几点值得我们注意：①对于肿瘤，尤其是恶性肿瘤，早诊断、早治疗是原则。②对于眼眶部位的肿瘤，无论良恶性，病理结果一定要多家机构会诊，以免出现误诊，影响最终治疗结果。③同一部位先后发病，仍考虑为各自发病相对独立，两者之间无必然联系，我们在诊治过程中一定要积极进行鉴别，以免误诊误治。④横纹肌肉瘤的诊断目前不应该只局限于普通的免疫组化，需进一步做基因检测，这样可以更好地判断预后及规范治疗方案。⑤多学科协作是综合治疗横纹肌肉瘤的关键，内外科医师需相互沟通，治疗仅采取单一手术或放疗，或化疗，预后差。

参考文献

1. HAN X, ZHANG S, CAO B, et a1. Clinicopathological characteristics and treatment outcomes of Chinese patients with genitourinary embryonal rhabdomyosarcoma. World J Surg Oncol, 2015, 13 (1)：190.

2. DUFFAUD F, THERASSE P. New guidelines to evaluate the response to treatment in solid tumors. Bull Cancer, 2000, 92 (1)：881 – 886.

3. YUAN G, YAO H, LI X, et al. Stage 1 embryonal rhabdomyosarcoma of the female genital tract：a retrospective clinical study of nine cases. World J Surg Oncol, 2017, 15

笔记

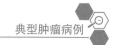

（1）：42.

4. 中国抗癌协会小儿肿瘤专业委员会，中华医学会儿科学分会血液学组，中华医学会小儿外科学分会肿瘤组. 中国儿童及青少年横纹肌肉瘤诊疗建议（CCCG - RMS - 2016）. 中华儿科杂志，2017，55（10）：724 - 728.

5. 马晓莉，汤静燕. 中国儿童及青少年横纹肌肉瘤诊疗建议（CCCG - RMS - 2016）解读. 中华儿科杂志，2017，55（10）：735 - 737.

6. 薛潋滟，朱铭，施美华. 小儿头颈部横纹肌肉瘤的影像学诊断. 中国医学计算机成像杂志，2008，14：205 - 208.

010　横纹肌肉瘤 2

病历摘要

患儿女性，1 个月，主因"发现右眼球突出 20 余天"入院。

现病史： 20 天前（即生后 13 天）发现患儿无明显诱因出现右眼球突出，无结膜充血，无疼痛，无恶心、呕吐，无发热，行眼眶 CT 检查，结果提示：右侧球后占位性病变。进一步行眼眶磁共振平扫＋增强扫描，结果提示：右眶内侧、球后、眶下部良性占位性病变。考虑：①神经源性肿瘤；②脉管瘤；③不典型炎性病变。为进一步诊治入我院。

入院查体： 右眼视力检查不能配合，眼睑轻度肿胀，眼球突出，目测较对侧眼突出 4 ~ 5 mm，上睑提起良好，眼球上移位，眼压 Tn，眶压（＋＋）。角膜明，结膜无充血，前房清，瞳孔圆居中，直径 3 mm，对光反射存在，余检查患儿不能配合。心、肺、腹查体未见异常。

辅助检查：血常规、生化未见异常；NSE 正常。

眼眶核磁平扫 + 增强（图 32）提示：右侧眼球略突出，右眶内侧、球后、眶下部见不规则团块状等 T_1 稍短 T_2 信号，边界欠清，外、下直肌形态改变，与病灶未见明显分界，内直肌及视神经受压移位。双侧泪腺可见，左眶诸眼外肌及视神经走行未见明显异常。印象：右眶内侧、球后、眶下部良性占位性病变。考虑：①神经源性肿瘤；②脉管瘤；③不典型炎性病变。

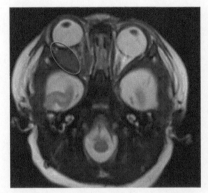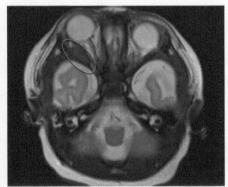

图 32　发病时眼眶核磁

诊治经过：由于患儿为新生儿，肿瘤形成在胚胎期，良恶性不确定，故手术为首选治疗方案。完善相关术前检查，在全麻下行"眶部肿物切除术"，过程顺利，术后病理示：（右眶）横纹肌瘤，肿瘤细胞丰富，建议临床随诊。但家长没有遵从医嘱，术后一直未按规律复查。约 3 年后，患儿无明显诱因出现右眼视力下降，当时不伴眼球突出及疼痛，左眼视力正常，但家长未在意。随后 4 个月患儿右眼球逐渐突出，伴视力下降，向外、向上运动受限，无复视、疼痛，无恶心、呕吐，无头痛、头晕。查眼眶 CT 示：右眼眶横纹肌瘤术后，右眼眶眶腔较对侧略增大，右眼眶外侧壁骨皮质不连续。右眼球较对侧略突出，右眼眶球后脂肪间隙内可见大小约

23 mm×14 mm×22 mm 不规则软组织密度肿块影，CT 值约为
57 HU，病灶与右眼内直肌、下直肌分界不清，右侧视神经受压略
右偏。左侧眼球未见突出，形态密度未见改变，眼环未见增厚；左
眼各眼外肌形态密度未见改变；左侧视神经形态密度未见改变；左
眼眶后脂肪清晰，眶尖结构密度未见明确改变；左侧眼眶骨质未见
形态密度改变。双侧筛窦、上颌窦内可见软组织密度影。印象：
①右眼眶横纹肌瘤术后，右眼眶内软组织肿块影，术后复发？请结
合临床，自行与老片比较。②鼻窦炎。随后在全麻下行第 2 次"右
眼肿物切除术"。术后病理示：（右眶）横纹肌肉瘤（高分化）。免
疫标记：Vimentin（部分 +），CK(−)，EMA(−)，CD99（部分 +），
Syn(−)，CgA(−)，Actin（部分 +），S-100(−)，CD34(−)，
MyoD1（部分 +），Ki-67（15% +）。外院会诊两次手术的病理，
结果提示：①初次手术：（右眼眶）横纹肌纤维变性，纤维组织增
生，散在淋巴细胞浸润，未见肿瘤。特殊染色：PAS(−)；免疫组
化：Desmin(+)，CD68(−)，CK(−)，S−100(−)，Vimentin(+)，
Ki-67（2% +），SMA（少量 +），GFAP(−)。②此次病理：（右
眼眶）横纹肌肉瘤，符合胚胎型，建议进一步行 *FOX1* 基因检测。
免疫组化：Myogenin(+)，MyoD1(+)，Actin(+)，Vimentin(+)，
Ki-67（20% +），EMA(−)，CD99(−)，Syn(−)，CK(−)，
CgA(−)，S-100(−)，CD34(−)。FISH 基因检测阴性。随后评估
骨髓、脑脊液，头颅、肺部 CT，心脏、腹部超声均未见转移。临
床分组为低危组。术后行 4 个疗程化疗，方案为：长春新碱
（1.5 mg/m²，第 1 天）+ 放线菌素 D（每次 0.045 mg/kg，第 1 天）+
环磷酰胺（1.2 g/m²，第 1 天）。化疗同时给予美司钠（每次
360 mg/m²）与环磷酰胺间隔 0、3、6、9 小时解救。期间每 3 个疗
程评估眼眶增强核磁未见复发。之后于放疗科行规律放疗

（200 cGy/次，共30次）。放疗期间分别行2次联合化疗，方案为：长春新碱（1.5 mg/m²，第1天）＋环磷酰胺（200 mg/m²，第1天）。此后行术后第5～第8个疗程化疗，方案为：长春新碱（1.5 mg/m²，第1天）＋放线菌素D（每次0.045 mg/kg，第1天）。之后评估眼眶增强核磁、胸部CT、全身PET-CT检查未见活性病灶后全面停止治疗。目前患儿全面停药14月余，行规律复查眼眶增强核磁（图33）、胸片或胸部CT、心脏超声、血常规及生化，均未见复发及转移征象。

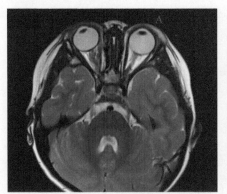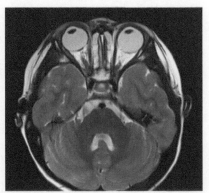

图33　停止治疗后随诊复查眼眶核磁

病例分析

患儿女性，首次发病为生后13天，以"眼球突出"起病，查体仅有右眼球突出，眼眶CT及MRI显示为右侧球后占位性病变，此外查体及检查无异常，术前定位诊断显示病变仅限于右眼眶局部；对于该病的定性诊断，根据已有线索无法明确肿物性质及良恶性，只能通过手术切除后病理检查来判断组织来源及良恶性。第1次手术后病理显示为：横纹肌瘤。病理会诊：横纹肌纤维变性，纤维组织增生，未见肿瘤。未做处置。手术后3年同一部位眼球再次突出，二次手术本院及外院会诊病理诊断均为：横纹肌肉瘤，符合胚胎型。虽为同一部位，两次病理类型不同。

横纹肌瘤为具有横纹肌分化的良性间叶瘤，好发于成年人。儿童多见于心脏及耳后，发生于眶内罕见。横纹肌瘤分为成熟型和胎儿型。胎儿型多发生在3岁以下小儿，与分化较好的胚胎型横纹肌肉瘤的年龄和部位相似。不同者横纹肌瘤界限清楚，有包膜，无浸润周围组织的现象。病理镜下瘤细胞核较一致，无核的异形性，极少核分裂象。眶横纹肌瘤的临床表现和其他良性肿瘤一样，首先出现慢性进展性眼球突出，肿瘤发展至眶尖或压迫眼球引起视力减退和眼球运动障碍。眶横纹肌瘤较为少见，临床诊断有一定困难。与炎性假瘤、恶性肿瘤及其他眶内肿瘤难以鉴别。横纹肌瘤尤其是需与胚胎型横纹肌肉瘤鉴别。横纹肌瘤治疗主要是手术治疗，完整切除后复发率低，目前无恶变报道。

横纹肌肉瘤是由多种不同分化程度的横纹肌母细胞组成的软组织恶性肿瘤，可发生于有横纹肌的部位，也可发生于横纹肌较少，甚至无横纹肌的组织，在儿童中发病率明显较横纹肌瘤多发。2013年WHO制定的软组织与骨肿瘤分类中将横纹肌肉瘤分为胚胎型、更具侵袭性的腺泡型、罕见的成人多形性及梭形细胞/硬化性，其中胚胎型约占60%，腺泡型占20%，其余占20%。横纹肌肉瘤可以发生于除骨以外的任何组织。发生率最高的是头颈部，其次是泌尿系统和四肢，其他还包括腹盆腔、纵隔、胆道、胸腹壁和心脏等。

该患儿眼眶CT及MRI检查均显示肿物边界与眼肌分界不清，且横纹肌瘤在儿童中少见，结合该患儿的影像学结果及年龄，诊断横纹肌瘤时需非常慎重，如两家医院病理结果不符合，至少需要3家医院行病理会诊，以确定最终诊断。该患儿在第一次手术时，仅仅在所就诊医院行病理诊断，未到其他医院进行会诊即建议随诊观察，存在误诊风险。今后在肿瘤性疾病的治疗过程中，对发病率低且需与恶性疾病进行鉴别的少见病例，一定要进行病理会诊，以免误诊。该患儿在手术后 3 年内直到发现眼球突出前，从未进行随访，不能早期发现病情变化，延误诊治。横纹肌瘤手术切除不彻底会复发，但目前无恶变病例报道。该患儿复发后病理为横纹肌肉瘤，并非横纹肌瘤恶变，而是可能第一次手术病理结果误诊或者第一次手术所检测病理切片部位未取到肿瘤细胞。对于肿瘤患者，无论是良性还是恶性肿瘤，病理检查非常重要，此外手术后随访同样重要，在治疗过程中对患者积极进行宣教，指导患者遵照医嘱，按时随诊，以尽早发现病情变化。

　　对于该患儿，二次手术后确诊为横纹肌肉瘤胚胎型，临床分组为低危组，根据 CCCG - RMS - 2016 方案进行规律治疗，包括化疗和放射治疗。目前已停药 14 月余，复查未见复发及转移灶。

病例点评

　　横纹肌瘤和横纹肌肉瘤是良恶性不同的两种疾病，横纹肌瘤为良性疾病，治疗方法主要是完整的手术切除，复发与手术切除不彻底有关，但未见有恶变报道。横纹肌肉瘤是儿童时期最常见的高度恶性软组织肿瘤，约占儿童恶性肿瘤的5%，男性发病略高于女性，2/3 患者年龄小于 6 岁。横纹肌肉瘤是由不同分化程度的横纹肌母细胞组成，免疫组化在横纹肌肉瘤的诊断中有重要作用。儿童横纹肌肉瘤病理类型主要有胚胎型和腺泡型，葡萄型和梭形细胞型为胚胎型的变异型，而多形细胞型罕见。

　　横纹肌肉瘤临床表现多样，异质性强，预后与肿瘤原发部位、大小、压迫及侵犯周围组织、器官程度及病理类型有关。横纹肌肉瘤对化疗、放疗敏感，但单一治疗效果差，治疗包括手术、化疗、放疗，需要肿瘤内、外、放疗科等多学科联合的综合治疗和长期随访。化疗、管理及随访是肿瘤内科的主要任务。横纹肌肉瘤在治疗后12~24个月时复发率最高。横纹肌肉瘤患者复发的相关因素包括临床分期、危险度分组、是否伴有转移及是否进行规范化疗。其中是否进行规范化疗是影响其复发的独立危险因素。规范有效的化疗有助于清除肿瘤患者术后的残余病灶。复发时间及是否伴有转移是横纹肌肉瘤复发患儿预后的独立影响因素，复发时间越短，患儿预后生存越差；反之，复发时间越长，患儿生存预后越好。

该患儿两次发病虽然都在同一部位，但是两次发病术后病理类型不同，良恶性不同，总结该病例特点，有以下几点值得我们注意：①对于肿瘤，无论良恶性术后都应该定期复查。一方面通过复查，可评估手术效果及疗效，另一方面对良性肿瘤而言可以尽早发现是否有复发，对于恶性肿瘤可尽早发现是否发生复发及转移，以便尽早采取相应的治疗。所以在诊疗过程中，医务人员要积极向患者及家长做好关于疾病的宣教，而家长则要严格遵守医嘱，定期复查，以期取得更好的治疗效果。②临床工作中，对于少见疾病，病理结果一定要多家机构会诊，以免出现误诊，影响最终治疗结果。③横纹肌瘤是一种含有骨骼肌细胞的良性肿瘤，相对横纹肌肉瘤而言较为少见，发病率不足所有横纹肌肿瘤的2%。发生于眼眶的横纹肌瘤尤为罕见。横纹肌瘤术前临床明确诊断比较困难，确诊还需依赖术后组织病理学检查。眼眶横纹肌瘤的治疗采用手术切除，完整切除能够治愈，手术切除不完全可导致肿瘤复发。虽然横纹肌瘤复发率低，但患者应长时间随访。④眼眶横纹肌肉瘤与眼眶横纹肌瘤应进行鉴别。该患儿虽然横纹肌瘤切除后，同一侧眼眶再次眼突，但术后病理结果显示为不同类型肿瘤，目前尚无证据表明眼眶横纹肌肉瘤是由眼眶横纹肌瘤恶变转化而来，两者之间尚无必然联系。总之，横纹肌肉瘤和横纹肌瘤是良恶性不同的两种疾病，虽然可以在同一部位先后发病，仍考虑为各自发病相对独立，两者之间无必然联系，我们在诊治过程中一定要积极进行鉴别，以免误诊误治。

参考文献

1. 中国抗癌协会小儿肿瘤专业委员会，中华医学会儿科学分会血液学组，中华医学会小儿外科学分会肿瘤组. 中国儿童及青少年横纹肌肉瘤诊疗建议（CCCG - RMS - 2016）. 中华儿科杂志，2017，55（10）：724 - 728.

2. 马晓莉，汤静燕. 中国儿童及青少年横纹肌肉瘤诊疗建议（CCCG - RMS - 2016）解读. 中华儿科杂志，2017，55（10）：735 - 737.

3. 何为民，罗清礼. 眼眶横纹肌瘤 1 例. 国际眼科杂志，2008，8（4）：854 - 855.

011 横纹肌肉瘤 3

病历摘要

患儿男性，3 岁 3 个月，主因"发现右侧腮腺肿物 3 个月"入院。

现病史：入院前 3 个月，家长发现患儿右侧腮腺肿大，约鹌鹑蛋大小，就诊当地医院，考虑炎性病变，予以抗生素抗感染治疗 1 周（具体药物及剂量不详）。右侧腮腺处肿块逐渐增大，家长继续给予"头孢类及抗病毒药物"（具体药物及剂量不详）口服，连续治疗 1 个月，效果差。1 个半月后就诊当地上一级医院，行头颅 CT

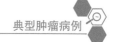

检查，结果提示：右侧下颌部见稍低密度肿块影，边界尚清楚，范围约 5.1 cm×5.6 cm，CT 值约 30 HU。右侧下颌骨见明显溶骨性骨质破坏。双上颌窦及筛窦见密度增高影不均匀填充。印象：右侧下颌部占位性病变伴下颌骨骨质破坏。随后行肿物穿刺活检术，术后病理示：恶性软组织肿瘤。随后到另一家三甲医院病理会诊，结果提示：横纹肌肉瘤（胚胎型）。为进一步诊治入我院。

入院查体：神清，颈软，无贫血貌，面部不对称，右侧腮腺区可触及一肿物，大小约 5 cm×3 cm，质硬，固定；闭口受限，口腔内可见肿物，大小为 3 cm×4 cm，呈灰白色，表面菜花状，伴恶臭，咽部因肿物遮挡看不清。心、肺、腹查体未见异常。

辅助检查：

肿物穿刺病理会诊结果：免疫组化：S-100（－），CD34（－），Desmin（＋），MyoD1（＋），Bcl-2（部分＋），Ki-67（70%＋），NSE（－），EMA（－），CD99（－），CK（－），P63（－）。印象：恶性软组织肿瘤（符合胚胎型横纹肌肉瘤）。

病理会诊报告：横纹肌肉瘤（胚胎型）。家长拒绝行 FISH 检测。

头颅核磁检查（图 34）：右侧颌面部见团块状长 T_1 长 T_2 信号影，DWI 呈等信号，病灶边界清楚，其内信号不均匀，病灶大小约 8.9 cm×6.0 cm，右侧乳突与病变分界不清；右侧腮腺未见显示；颅内未见明显异常信号。印象：右侧颌面部占位性病变，结合临床，考虑恶性横纹肌肉瘤。

入院诊断：横纹肌肉瘤。

诊治经过：病初肿瘤位于预后良好部位，为局限性病变，肿瘤侵犯原发部位的邻近组织，无区域淋巴结转移，临床分期 I 期，病理提示胚胎型，故分为低危组。参照《2016 年中国儿童及青少年

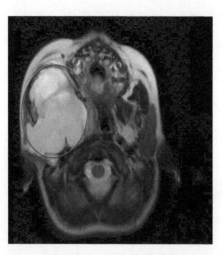

图 34 治疗前头颅核磁

横纹肌肉瘤诊疗建议》，首先按低危方案化疗。第 1～第 3 周期化疗方案相同，具体为：长春地辛 1.5 mg，静脉推注，第 1 天；环磷酰胺 0.6 g，静脉滴注，第 1 天；放线菌素 D 0.5 mg，静脉滴注，第 1 天。第 4 周期化疗方案具体为：长春新碱 0.8 mg，静脉推注，第 1 天；环磷酰胺 0.64 g，静脉滴注，第 1 天；放线菌素 D 0.56 mg，静脉滴注，第 1 天；同时予以美司钠 0、4、8 小时解救。第 5、第 6 周期化疗方案相同，具体为：长春新碱 0.8 mg，静脉推注，第 1 天；放线菌素 D 0.56 mg，静脉滴注，第 1 天。

随后进行评估，查体：肿瘤大小无明显变化。复查头颅核磁（图 35），结果提示：右侧颌面部可见团块状长 T_1 长 T_2 信号影，DWI 呈等信号，病灶边界清楚，其内信号不均匀，右侧乳突与病变分界欠清。印象：右侧颌面部占位性病变，较 2 月余前病灶稍缩小。评估结果为：化疗无效，调整为高危方案。行第 7 周期化疗，具体为：长春新碱 0.75 mg，静脉推注，第 1 天；伊立替康 25 mg，静脉滴注，第 1～第 5 天。第 8 周期化疗具体为：长春新碱 0.75 mg，静脉推注，第 1 天；环磷酰胺 0.64 g，静脉滴注，第 1 天；

笔记

表柔比星15 mg，静脉滴注，第1～第2天。随后行放疗，放疗前复查头颅核磁（图36），结果提示：右侧颌面部突出，右侧咀嚼肌间隙见巨大团块影，信号不均匀，呈混杂长 T_1 长 T_2 信号，边界欠清，向前突入下牙槽底，右侧咽旁间隙似受压变窄，右侧腮腺、下颌下腺及右侧翼内翼外肌未见明确显示，DWI呈明显高信号，增强扫描病灶呈明显不均匀强化，强化范围约7.3 cm×4.5 cm×7.0 cm（最大前后×左右×上下径）。双侧颈部及颈部间隙、锁骨上窝、左侧肺尖旁见多发大小不等结节影，DWI呈高信号，较大者约1.2 cm×0.8 cm，增强明显强化。右侧乳突内见片状影。印象：右侧咀嚼肌间隙巨大占位（右侧腮腺、下颌下腺及右侧翼内翼外肌未见明确显示），考虑横纹肌肉瘤；双侧颈部及颈部间隙、锁骨上窝、左侧肺尖旁多发大小不等结节，考虑为淋巴结并部分肿大；右侧乳突炎。放疗总剂量为59.4 Gy/33 F。（放疗期间给予4周期小化疗，具体为：长春新碱0.78 mg，静脉推注，第1天；环磷酰胺0.6 g，静脉滴注，第1天；表柔比星15 mg，静脉滴注，第1～第2天）。放疗后继续行第9周期化疗（具体为：长春新碱0.8 mg，静脉推注，第1天；环磷酰胺0.6 g，静脉滴注，第1天；表柔比星15 mg，第1～第2天）。放疗结束后行第2次评估，肿瘤部位核磁检查（图37），结果提示：横纹肌肉瘤治疗后，右侧咀嚼肌间隙巨大占位，较2月余前病灶略缩小；双侧颈部及颈部间隙、锁骨上窝、左侧肺尖旁多发淋巴结并部分肿大，较前大部分稍缩小，左侧肺尖旁病灶大致相仿；右侧乳突炎，较前大致相仿。由于肿瘤部位特殊，无法手术切除，且有远处转移，评估结果：肿瘤无缓解，分期改为Ⅳ期，高危组。建议结合免疫治疗，因经济条件不允许，继续予以高危方案化疗，目前第12个疗程化疗结束。

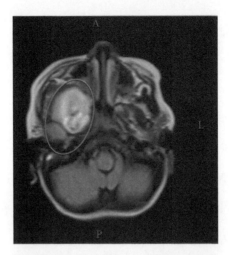

右侧颌面部肿物较前缩小；颅内未见异常。

图 35　6 个周期化疗后复查头颅核磁

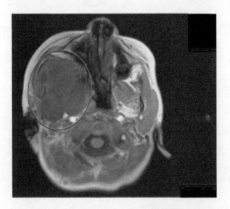

右侧颌面部肿物突出，大小同初发；右侧咀嚼肌间隙见巨大团块影。

图 36　放疗前评估头颅核磁

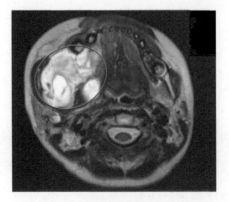

图 37　放疗后首次评估头颅核磁

病例分析

患儿为 3 岁幼儿，以腮腺区包块为首发症状。入院前已行肿物活检，病理报告为：右腮腺恶性软组织肿瘤（符合胚胎型横纹肌肉瘤），并且两家医院病理诊断一致，故患儿诊断横纹肌肉瘤是明确的。横纹肌肉瘤是儿童期常见的软组织肿瘤，占儿童肿瘤的 6.5% 左右，全身均可发病，即使不含横纹肌成分的组织或脏器也可发病。但原发部位多以头颈部最多见，其次为躯干、四肢及泌尿生殖器。它不同于儿童其他恶性实体肿瘤，临床有一定的特异性肿瘤标志物或典型的影像学表现。横纹肌肉瘤的诊断主要靠肿物活检或切除术后的病理结果。该患儿在当地医院按炎症治疗无效的情况下，行肿物活检，活检术后病理提示为胚胎型横纹肌肉瘤。目前横纹肌肉瘤的治疗是需要根据年龄、病理、临床分期等进行分层和综合治疗。治疗前首先进行临床分期，包括原发部位、肿瘤大小、淋巴结是否转移、是否远处转移及肿瘤浸润情况。原发部位分为不利部位和有利部位。该患儿发病部位为腮腺区，属于非脑膜旁的头颈部位，是有利部位。头颅 CT 提示肿瘤大小约 5.1 cm×5.6 cm，直径超过 5 cm；下颌骨骨质破坏，说明肿瘤超出原发部位，侵犯邻近组织。但无远处转移及区域淋巴结转移。故临床分期为：有利部位 $T_{2b}M_0N_0$，为 I 期。病理分期为：Ⅲa 期，仅行活检，肿瘤未完全切除。组织学为胚胎型。综上，初次治疗前危险度分组为低危。正规按横纹肌肉瘤治疗方案行化疗，连续 5 个疗程，行核磁检查，结果提示：右侧颌面部占位性病变，较前片病灶稍缩小。评估结果：肿瘤缩小不明显。说明该患儿对低危治疗方案不敏感，治疗无效。随后将化疗方案升级为高危方案，继续 3 个疗程化疗。再次评估，核磁示：右侧咀嚼肌间隙巨大占位（右侧腮腺、下颌下腺及右侧翼内翼外肌未见明确显示），大小较前变化不明显。双侧颈部及颈部间隙、锁骨上窝、左侧肺尖旁多发大小不等结节，考虑为淋巴结并部分肿大。评估结果：肿瘤大小无变化，但肺部疑似转移，仍说明肿瘤进展。请颌面外科、放疗科联合会诊后，最终决定不适宜手术，而是给予放疗。放疗后继续辅以化疗。目前，放疗后第 12 周期化疗结束。由于经济原因，患儿化疗不规范，化疗间期多半自行延长。该患儿初次评估时，尽管发病部位有利，危险度低，但不能行手术治疗，仅靠化疗、放疗，疗效不佳，而且该患儿化疗不规范，预后差。该病例也说明，横纹肌肉瘤的治疗确实需要手术、化疗、放疗的综合手段才能达到最佳疗效。

病例点评

横纹肌肉瘤是儿童软组织肉瘤中最多见的恶性肿瘤，占儿童软组织肉瘤的 2/3，发病高峰在 3 ~ 5 岁，青春期出现第 2 个较低的发病高峰。横纹肌肉瘤属于小圆形蓝色细胞肿瘤组，具有高级别恶性、局部浸润性和显著转移倾向等特点。肺为最常见转移部位，占 50%。横纹肌肉瘤依据病理可以分为胚胎型、腺泡型和多形型等组织学亚型。这些肿瘤可以出现在身体任何部位，表现为扩张性无痛性生长的肿物。根据其生长的解剖部位，可伴有特殊的症状或功能障碍。胚胎型横纹肌肉瘤为最多见的组织学亚型，常见于婴儿和幼儿的眼眶、头颈部、泌尿生殖系统。相比而言腺泡型横纹肌肉瘤常生长于四肢和躯干，青少年和成人多见。横纹肌肉瘤的影像学检查常无特异性，因此活检和免疫组化染色对诊断非常重要。部分腺泡型横纹肌肉瘤中存在染色体易位：t（2；13）(q35；q14) 或 t（1；13）

（q36；q14）。这两种易位基因分别形成了相应的融合基因 *PAX3 –
FKHR* 和 *PAX7 – FKHR*，其中，PAX3 – FKHR 融合蛋白与预后不良
相关。儿童横纹肌肉瘤的预后依赖于解剖部位（手术的可达到性）、
患者年龄、分期和组织学亚型。不良预后因素包括：较大年龄、转
移性疾病、较大的肿瘤、腺泡型组织学、位于四肢、躯干或盆腔的
原发肿瘤及对化疗不敏感的原发肿瘤。横纹肌肉瘤对化疗、放疗均
敏感。放疗是一种重要的局部控制措施，但考虑到对正处于生长发
育过程中的儿童的不良反应，应限定于不可能实施手术完全切除的
患者，且迄今为止，尚未确定放疗的最佳顺序和时间。儿童非转移
性横纹肌肉瘤的 5 年生存率为 70%～80%，随着手术和放疗的应用，
在超过 80% 的患者中，原发肿瘤可达到局部控制。在新诊断的横纹
肌肉瘤患者中，超过 80% 的患者对化疗起反应，长春新碱、放线菌
素 D、阿霉素、环磷酰胺、异环磷酰胺和依托泊苷是被证明具有活
性的药物。目前的治疗倾向是对于低危组患者采取长春新碱、放线
菌素 D 为主的、毒副作用相对较少、强度较弱的化疗方案，而对于
中、高危组患者则加用环磷酰胺、异环磷酰胺、卡铂、依托泊苷组
成 4 药甚至 6 药联合方案，增加化疗强度。发生转移的患者目前预
后仍很差。自体造血干细胞移植支持下的超大剂量化疗在横纹肌肉
瘤的治疗上尚未获得大样本量的循证医学证据。

　　总结本例资料，有以下几点需要注意：①患儿原发灶在右侧腮
腺，发病后未及时确诊，按照腮腺炎治疗 1 月余，一定程度上延误
了治疗。来我院时，肿瘤已经巨大，堵塞整个口腔，浸润到周围组
织。提醒我们，对腮腺肿大患者，要考虑到肿瘤的可能性，并进行相
关检查，及时确诊。②本例患儿，由于肿瘤位于颌面部，且瘤体巨
大，难以完整切除，即进行了减容化疗，依据其生长部位及病理结果
分为低危，但按照低危方案化疗后，瘤体缩小不明显，后升级化疗，

化疗中发现疑似肺转移，升级化疗后疗效依然不明显，即进行了放疗，放疗后续贯化疗，肿瘤有所缩小，但仍难以切除。提醒我们，对化疗1~2个疗程不敏感的患者要及时升高危险度，直接进入高危方案，而不要经过中危方案再升至高危方案。③本例患儿放疗结合化疗虽使肿瘤有所缩小，但仍无法手术切除，可以考虑免疫治疗，但因经济困难而难以实施。④患儿家长因为经济原因，治疗依从性差，治疗常常中断，这也是导致疗效不明显的一个因素。提醒我们对这类患者要加强宣教。

参考文献

1. 马晓莉. 儿童横纹肌肉瘤的精准治疗：从简单的基因检测到复杂的个体治疗. 中国小儿血液与肿瘤杂志, 2016, 21（3）：114 – 116, 121.

2. 张谊, 张伟令, 黄东生, 等. 横纹肌肉瘤42例综合治疗即疗效评估. 实用儿科临床杂志, 2012, 27（15）：1160 – 1163.

3. 赵丹, 郑磊, 吕晓鸣, 等. ^{125}I放射性粒子植入近距离放疗在儿童口腔颌面 – 头颈部肉瘤治疗中的应用. 中华医学杂志, 2017, 97（1）：33 – 37.

4. CRUCIS A, RICHER W, BRUGIERES L, et al. Rhabdomyosarcomas in children with neurofibromatosis type I：a national historical cohort. Pediatr blood cancer, 2015, 62（10）：1733 – 1738.

012 胰母细胞瘤

病历摘要

患儿男性，6岁，主因"发现左腹部包块10天"入院。

现病史： 入院前10天，家长无意中发现患儿左腹部包块，约拳头大小，无腹痛、腹泻，无恶心、呕吐、发热等不适。于当地县中医院就诊，行腹部 B 超检查，结果提示：上腹部实性肿物。腹部 CT 平扫检查示：肝左叶巨大占位，考虑肝母细胞瘤。进一步行腹部增强 CT 检查，结果提示：腹腔见最大截面约 9.3 cm×11.2 cm×14.8 cm 类圆形不均匀低密度占位，病变与肝左叶边界不清，周围组织明显受压推移。影像学意见：①肝左叶巨大恶性占位，以肝母细胞瘤可能性大，请结合临床，必要时穿刺，排除肝母细胞瘤或其他；②双侧腹股沟多发稍大淋巴结。入院前 3 天，就诊于上级医院，化验 AFP 1662.68 ng/mL。行腹部超声检查，结果提示：上腹部腹膜后可见巨大实性肿瘤，大小约 15.4 cm × 10.8 cm × 7.8 cm，其中央可见液化区，范围约 5.1 cm×4.8 cm×6.2 cm，疑似来源于胰腺。为进一步诊治入我院。

入院查体：神清，无明显贫血貌，无皮肤黄染，浅表淋巴结未触及肿大，心、肺未见异常，腹软，膨隆，无腹壁静脉曲张，未见肠型及蠕动波，脐周腹围 50 cm，最大腹围 53.5 cm，左腹部可触及一巨大包块，大小约 15 cm × 10 cm，过腹中线，质硬，有轻压痛。四肢活动自如，无压痛。病理反射阴性。

辅助检查：NSE 45.08 ng/mL（0～16.3 ng/mL）。生化示：碱性磷酸酶 296 IU/L，总胆固醇 5.42 mmol/L，LDH 260 IU/L，尿酸 495 μmol/L，余无异常。

腹部增强 CT 结果提示（图 38）：肝脏边缘光滑，肝实质内未见异常密度病灶；肝裂不宽，肝门结构清楚；胆囊不大，壁不厚，内呈均匀水样密度；脾脏大小正常，密度均匀，边缘光滑；胰腺结构失常，可见肿物影，大小约 7.6 cm×7.6 cm×11.6 cm，边界不清，密度不均，肿物中心见低密度灶，增强检查见周边明显强化，中心无明显强化；肿物与肝左叶分界不清，胃受压移位；腹膜后未

79

见肿大淋巴结；腹腔内未见游离积液积气。印象：胰腺恶性肿瘤，伴坏死；肝左叶受侵。

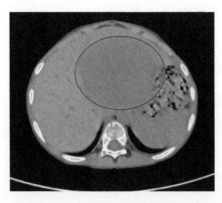

图 38　治疗前腹部 CT

入院诊断：腹膜后肿物性质待查：胰母细胞瘤？

诊治经过：入院后按我院儿科 2015 年胰母细胞瘤方案行 6 个疗程术前化疗，第 1、第 3 周期化疗方案具体为：长春新碱 1 mg，静脉推注，第 1 天；环磷酰胺 350 mg，静脉滴注，第 1、第 2 天；5-氟尿嘧啶 230 mg，静脉滴注，第 1 ~ 第 5 天；表柔比星 15 mg，静脉滴注，第 1、第 2 天。第 2、第 4 周期化疗方案具体为：长春新碱 1 mg，静脉推注，第 1 天；环磷酰胺 300 mg，静脉滴注，第 1 ~ 第 3 天；顺铂 12 mg，静脉滴注，第 1 ~ 第 5 天；依托泊苷 70 mg，静脉滴注，第 1 ~ 第 5 天。第 5 周期化疗方案同第 1 周期，只是患儿体重增长，化疗药物剂量略提高。第 6 周期化疗方案同第 2 周期，只是化疗剂量增大。之后行腹部超声及腹部增强 CT 检查，进行评估，结果提示：肿瘤较前缩小（图 39）。

随后在全麻下行胰腺肿物切除术。手术中所见：瘤体来自胰腺颈部及体尾部，瘤体化疗后改变与周围粘连浸润明显，瘤体大小为 7.5 cm×6.5 cm×5 cm，瘤体暗红色及黄白色混杂，瘤体与肝脏下缘、第一肝门后方及左半侧粘连浸润，瘤体边缘达肠系膜上静脉左

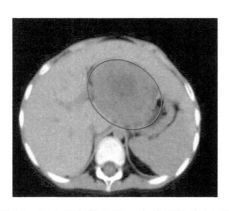

图39　6个周期化疗后、术前评估腹部CT

缘，脾脏动静脉半嵌入胰腺肿瘤的后缘，胰腺周围静脉增粗屈曲，考虑与脾静脉回流受阻侧支形成有关，顺行并结合逆行分离胰腺，后方找到脾静脉及脾动脉注意仔细分离结扎进入胰腺的血管，保留脾动静脉及脾脏，脾脏血运良好。切除颈体尾部胰腺及肿瘤，予以完整切除，出血处缝合，明胶及止血海绵压迫，效果满意。创面喷涂生物胶1支。创腔蒸馏水冲洗，瘤床及左结肠旁沟各放置引流管1根。清点器械无误，切口下涂粘连平1支，逐层关腹。手术困难但尚顺利，麻醉满意，出血约70 mL，未输血。术后病理示：胰腺（颈部、体尾部）胰母细胞瘤并化疗后改变，肿瘤局部紧邻离断缘，周围脂肪组织及瘤周组织均可见肿瘤浸润。肿瘤组织呈实性巢、片状分布，由鳞状小体和腺泡状结构构成，可见大片状坏死、纤维化、散在钙化，有胆固醇结晶及大量泡沫细胞反应。免疫组化：AAT（＋），CK（＋），CK7（＋），EMA（＋），Vimentin（＋），CD10（＋），β-catenin（＋），CD99（弱＋），Ki-67（60%＋），CEA（－），AFP（－），CK20（－），GPC-3（－），CgA（－），SYN（－），CD56（－），胰岛素（－）。

术后继续化疗，连续12个周期。第1、第3、第5、第7、第11周期化疗方案一致，具体为：长春新碱1 mg，静脉推注，第1天；

笔记

环磷酰胺 365 mg，静脉滴注，第 1、第 2 天；5-氟尿嘧啶，250 mg，静脉滴注，第 1～第 5 天；表柔比星 20 mg，静脉滴注，第 1、第 2 天。第 2、第 4、第 6、第 8、第 10 周期化疗方案一致，具体为：长春新碱 1 mg，静脉推注，第 1 天；环磷酰胺 365 mg，静脉滴注，第 1～第 3 天；顺铂 13.5 mg，静脉点滴，第 1～第 5 天；依托泊苷 70 mg，静脉点滴，第 1～第 5 天。化疗期间根据体重、体表面积，将化疗药物剂量微调。化疗进行到第 12 个疗程时，因长春新碱无药，改为长春地辛。具体为：长春地辛 2.4 mg，静脉推注，第 1 天；环磷酰胺 365 mg，静脉点滴，第 1～第 3 天；顺铂 11.5 mg，静脉点滴，第 1～第 5 天；依托泊苷 74 mg，静脉点滴，第 1～第 5 天，过程顺利。

随后行全面评估，查 AFP、NSE 均正常；复查超声及腹部增强 CT，结果均提示：未见转移、复发。停全部化疗。院外规律、按时复查随诊，未发现复发转移灶。停药 1 年时，复查腹部超声示：肝右前叶内可见大小为 1.6 cm×1.0 cm×1.5 cm 的稍高回声团，边界清，有血供，余肝实质回声尚均匀，肝内外胆管无扩张，脾大，实质回声均匀。印象：胰母细胞瘤术后复查，脾静脉与肠系膜上静脉汇合处下方复发灶，局部造成脾静脉及十二指肠下静脉扩张。肝右前叶转移灶；脾大，肝转移？进一步行腹部核磁检查示：肝实质内异常信号，考虑转移可能。行 PET-CT 检查示：①上腹部腹膜后淋巴结影，代谢增高，考虑腹膜后淋巴结转移可能性大；②肝多发转移瘤；③双侧慢性上颌窦炎；④鼻咽部对称性摄取增高，考虑炎性或生理性摄取。诊断胰母细胞瘤复发？肝继发转移瘤。

再次行 2 个周期化疗，具体方案为：异环磷酰胺 1.2 g，静脉点滴，第 1～第 5 天；卡铂 140 mg，静脉点滴，第 1～第 3 天；依托泊苷 80 mg，静脉点滴，第 1～第 5 天；美司钠 0.4 g，静脉点滴，第 1～第 5 天，分别与异环磷酰胺间隔 0、4、8 小时解救。第 2 周期化疗具体方案为：长春地辛 3.2 mg，静脉推注，第 1 天；顺铂 16 mg，静脉滴注，第 1～第 5 天；氟尿嘧啶 250 mg，静脉滴注，第 1～第 5 天。之后行腹部增强 CT 检查进行评估（图 40），化疗有效，再次行手术治疗，即"肝脏转移灶切除术＋腹膜后复发灶切除术"。手术中所见：原切口下广泛粘连，打开小网膜囊，暴露胃后壁及胰头部残留胰腺，在胰颈部组织断端缝扎处左侧可及质硬肿物，大小约 2.6 cm×1.1 cm×1.4 cm，切开少许探查可疑为肿瘤复发灶，形态不规则，压迫此处静脉，致使脾静脉远端扩张，较宽处管径 0.7 cm，周围侧支血管丰富，怒张。肝左外叶、右前叶各可见一处转移灶，左外叶近膈面瘤灶大小约 1.5 cm×1.3 cm×2.0 cm，右前叶瘤灶大小约 1.4 cm×1.0 cm×1.4 cm，边界可辨。术中 B 超探查提示并证实胰腺断端左缘为复发瘤灶，肝脏复发灶如肉眼所见，共两处，无其他异常回声。沿肝脏转移灶边界划定切线，分别割除肝左外叶及右前叶两处瘤灶。打开小网膜囊，逐步暴露原胰腺断端缝扎处，见缝线完整，胰腺内未见转移复发灶，考虑复发灶来源于周围淋巴结。脾静脉瘤栓，于胰腺颈部断端左侧仔细分离，注意保护十二指肠及周围侧支血管，沿肿物边界小心分离，逐渐暴露脾静脉与肠系膜上静脉，分离过程中易出血，破损血管予以缝扎止

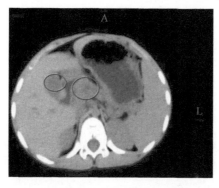

肝转移，腹膜后复发灶。

图 40　二次术前评估腹部 CT

血，紧贴上述血管分离，完整切除肿瘤。术后病理示：（胰腺周围）胰母细胞瘤术后复发，并肝（左、右叶）转移。

继续行复发术后第 1 周期化疗，具体方案为：长春地辛3.2 mg，静脉推注，第 1 天；顺铂 16 mg，静脉滴注，第 1～第 5天；氟尿嘧啶 250 mg，静脉滴注，第 1～第 5 天。骨髓抑制期恢复后行放疗，靶区累及放疗剂量为 56 Gy/30 F，期间分别静脉推注长春地辛 2.7 mg 两次。放疗结束后继续行 3 个周期化疗，具体方案均为：环磷酰胺 200 mg，静脉滴注，第 1～第 3 天；表柔比星 15 mg，静脉滴注，第 1～第 3 天；顺铂 15 mg，静脉滴注，第 1～第 5 天。此次治疗过程中，骨髓抑制期明显延长，延误后续化疗。当再次评估时，腹部 CT（图 41）示：肝脏边缘光滑，肝左叶见大小约1.6 cm×0.9 cm 的稍低密度影，肝右叶见一直径约 1.3 cm 的类圆形低密度影，边界清楚；增强扫描可见强化。印象：①考虑转移瘤；②脾大，脾静脉增宽、迂曲。评估结果提示：肝左右叶再次出现转移灶。行骨髓学检查，结果提示造血功能未见异常。由于经济原因及患儿自身情况，不适宜再次行手术治疗以及化疗。遂给予超声引导下肝脏射频消融治疗。结束后停全部治疗。目前停治疗 13 个月，每月于专科医院行腹部超声、腹部 CT 检查评估，未见复发转移。现处于规律复查、随访阶段。

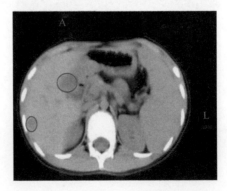

图 41　二次术后化疗＋放疗后评估腹部 CT

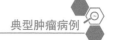

病例分析

　　患儿为学龄前男童，以左上腹无痛性包块为首发症状，发病时无发热、恶心、呕吐、腹泻，精神、饮食正常。入院时查体可见：发育、营养正常，皮肤无黄染，无苍白，腹软，膨隆，无腹壁静脉曲张，未见肠型蠕动波，脐周腹围 50 cm，最大腹围 53.5 cm，左腹部可触及一巨大包块，大小约 15 cm×10 cm，过腹中线，质硬，有轻压痛。外院腹部超声及我院腹部增强 CT 检查结果均提示：胰腺结构失常，可见肿物影，大小约 7.6 cm×7.6 cm×11.6 cm。外院腹部 CT 检查曾考虑肝左叶的巨大占位，疑似肝母细胞瘤。胰母细胞瘤与肝母细胞瘤确实有不少相似之处，在分子生物学方面，两者都与几种癌症遗传综合征有关，包括家族性腺瘤性息肉病、小儿伯 - 韦综合征（Beckwith-Wiedemamnzn syndrome），均有 11 p 的杂合缺失。由于肝细胞、胰腺细胞为同一原始细胞来源，两者均可以有 AFP 的分泌，但在胰母细胞瘤中，AFP 升高不是绝对的。该患儿发病时 AFP 值为 1662.68 ng/mL。神经源特异性烯醇化酶值增高不明显，也不考虑神经母细胞瘤。由于肿瘤巨大，无法 I 期手术切除，我们仍采用术前减容化疗。6 个周期化疗后，肿瘤明显缩小，才行手术治疗。肿瘤切除彻底，术后病理也支持胰母细胞瘤诊断。术后继续化疗，12 个周期后停药。停化疗后规律、按时复查。停药近 1年，再复查，腹部增强 CT 结果提示：脾静脉与肠系膜上静脉汇合处下方复发灶，局部造成脾静脉及十二指肠下静脉扩张。肝右前叶转移灶。AFP 正常。胰母细胞瘤复发，伴肝脏转移，预后更差。与家长沟通后，家长同意重新接受治疗。考虑为复发肿瘤，治疗方案改为：化疗—手术—放疗—化疗，并更换化疗方案，2 个周期化疗

笔记

后，行"肝脏转移灶切除术＋腹膜后复发灶切除术"，病理同前。按计划术后化疗1个周期，随后放疗。放疗后继续化疗。但此时患儿骨髓抑制期明显延长，不能承受继续化疗。骨髓细胞学检查排除了放化疗引起的骨髓造血功能异常。由于化疗间歇期延长，化疗延误，患儿在第二次术后8个月后再次出现肝脏转移。腹部增强CT提示：胰母细胞瘤术后及放疗后改变，肝左右叶低密度影，考虑转移瘤。由于患儿自身情况不允许再手术、化疗，加之肝脏转移灶小，数量少，原发部位未见复发，我们采用了超声造影引导下的射频消融术。它属于一种微创的局部治疗方法，适用于不适合手术、放疗的肝脏继发转移瘤。由于并发症少，症状缓解率高，是较安全的一种治疗手段。该患儿在射频消融治疗结束后，停全部治疗。目前停治疗13个月，连续正规、定期复查腹部超声、CT约多次，均未见转移及复发灶。该患儿发病年龄偏大，先后2次复发，并肝脏转移，虽预后差，但经过放化疗及射频消融术治疗后，可延长一定的生存期。

病例点评

胰母细胞瘤也称小儿胰腺癌，是一种非常罕见的胰腺恶性肿瘤，占胰腺肿瘤的0.5%。因大多数以个案形式报道，很难统计其确切的发病数，自1957年起，国内外报道约200例。主要发病年龄为10岁以下（0～8岁），男女之比为1.14∶1。胰母细胞瘤可发生于胰体、胰尾、整个胰腺等各个部位，但以胰头最多见。发生于胰体、胰尾的不易切除干净，复发率高。大多数肿瘤有完整的包膜，少数有部分包膜，有包膜的比无包膜的预后好。有些肿瘤有出血和坏死，也可发生囊性变和钙化，呈沙粒状钙化。胰母细胞瘤与第8周胚胎的胰腺组织相似，有腺泡形成、内分泌功能和导管分化

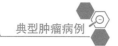

等多分化潜能，其中以腺泡分化为主。有内分泌分化则 NSE 阳性，有导管分化则癌胚抗原阳性。梭形细胞巢构成的鳞状小体是胰母细胞瘤特异的病理特征之一。胰母细胞瘤的临床表现无特异性，这给诊断带来困难。一般的临床表现是上腹部包块、体重减轻、呕吐、腹痛、疲倦、厌食、腹泻等，有时十二指肠上部和胃出口处因受肿块的压迫造成消化道出血或梗阻性黄疸，先天性的胰母细胞瘤常合并有小儿伯 - 韦综合征。胰母细胞瘤可有恶性肿瘤的临床特征，表现为浸润、转移和复发等。文献报道约 15% 的患者出现转移，其中超过 80% 的患者出现肝转移，30% 还可出现淋巴结和腹膜的转移；肺部及骨转移也有极少报道。

在诊断方面，非肝部位的上腹部肿块，同时伴有 AFP 明显升高应考虑胰母细胞瘤；若 AFP 正常也不能排除胰母细胞瘤，尤其胰腺部位的实性肿块，更应警惕胰母细胞瘤的存在。AFP 是胰母细胞瘤诊断最普遍的肿瘤标志物，约 68% 的病例 AFP 值有升高。CT、MRI、超声是术前诊断胰母细胞瘤的主要手段。胰母细胞瘤在超声图像上可见异质性或低回声的团块，有时可见少量液性暗区，肿瘤血管主要来源于肠系膜和下腔静脉，钙化不常见，与神经母细胞瘤鉴别比较困难。在 CT 上肿瘤呈低密度灶、多房腔，增强的腔隔是胰母细胞瘤的一大特点，中心可见坏死，少数患者可见肝脏转移。最终确诊还必须依靠病理。目前，已开展的超声或 CT 引导下细针穿刺活检技术，大大提高了术前诊断率。

肿瘤不能根治性切除，可选化疗作为一种辅助治疗。常用化疗方案有 PVB（顺铂、长春新碱、博来霉素）、IVA（环磷酰胺、长春新碱、放线菌素 D）、VAC（长春新碱、放线菌素 D、环磷酰胺）等。如患者肿瘤未完全切除且对化疗又不敏感，可选放疗。术后加以辅助放疗，可有效地降低肿瘤的复发率。

总结该病例，有以下几点需要我们注意：①该患儿发病时由于肿瘤原发于胰腺颈部、体部和尾部，肿瘤紧贴左肝，加之 AFP 明显升高，造成当地医院影像学误诊为肝母细胞瘤，但后经专科医院超声检查，考虑为胰母细胞瘤，提醒我们，在肿瘤的诊断中，仅凭某种影像学检查可能会造成误诊，要结合多种影像学检查方法，综合判断。②该患儿发病时肿瘤与肝左叶、周围血管等明显粘连，造成手术切除困难，尽管肉眼完全切除，但切缘肿瘤细胞阳性，术后仅进行了化疗未进行瘤床放疗，这是造成第一次复发的根源。尽管复发后通过手术、化疗，并结合了瘤床放疗，肝脏仍再次出现复发瘤灶，二次复发考虑主要与化疗间隔时间延长有关。患儿经过前期十几个疗程的化疗，对化疗的耐受明显降低，骨髓抑制时间延长，不得不延长化疗间期。提醒我们，以后对此类患儿应在首次术后即进行瘤床放疗，或许可以避免复发。③该患儿因为骨髓抑制，二次复发后难以进行手术及继续化疗，家长也不愿意接受第三次手术，即进行了射频治疗，结果获得满意效果。提醒我们，对这种肝脏相对孤立的转移瘤，射频消融不失为一种治疗办法。

参考文献

1. 祝秀丹，李家驹，宋桂云，等.小儿胰母细胞瘤诊断和治疗.中华小儿外科杂志，1998，19（1）：39－41.

2. 奚政君，张忠德，吴湘如，等.儿童胰母细胞瘤7例临床与病理分析.上海交通大学学报（医学版），2008，10：1295－1297.

3. WANG C L, ZHAO W H, YU J, et al. Fluorescence in situ hybridization analysis of pancreatoblastoma. Pancreas, 2009, 38 (2): 223－224.

4. 苏刚.胰腺母细胞瘤诊治进展.中国小儿血液与肿瘤杂志，2014，29（4）：215－219.

5. 徐守军，杜瑞明，刘鹏程，等.肝肿瘤射频消融术后CT表现及其临床意义.介入反射学杂志，2014，23（4）：69－73.

6. 陈安安，汤静燕，王珊，等.儿童胰母细胞瘤 14 例临床分析.中华儿科杂志，2016，54（1）：47－51.

7. OZCAN H N, OGNZ B, SEN H S, et al. Imaging features of primary malignant pancreatic tumors in children. MR Am J Roentgenol, 2014, 203（3）：662－667.

8. MONTEMARANO H, LONERGAN G J, BULAS D I, et al. Pancreatoblastoma: Imaging findings in 10 patients and review of the literature. Radiology, 2000, 214（2）：476－482.

013 伯基特淋巴瘤

病历摘要

患儿男性，4 岁 10 个月，主因"右眼睑肿胀 1 月余"入院。

现病史： 患儿 1 个月前右眼上眼睑肿胀，于当地医院行 CT 及超声检查示：右眶内占位病变。彩超引导下行右眼眶肿物穿刺活检术，术后涂片：大量红细胞，较多炎细胞，以小淋巴细胞为主，少量中性粒细胞，可见坏死组织碎片。行抗感染治疗，肿胀未缓解，术后间断发热，体温波动于 36.5～38 ℃。为进一步诊治入我院。

入院查体： 右眼：视力 0.8，上眼睑饱满，可触及弥漫质软肿物，边界不清，眼位正，眼球向上运动欠佳，余方向运动到位，眼球略突出，左眼检查未见异常，心、肺、腹查体未见异常。

辅助检查： 血常规：白细胞 6.18×10^9/L，中性粒细胞百分比 52.9%，淋巴细胞百分比 38.7%，血红蛋白 112 g/L，血小板 271 ×

$10^9/L$。生化：甘油三酯 1.8 mmol/L，总胆固醇 5.96 mmol/L，尿酸 509 μmol/L，LDH 1875 IU/L，羟丁酸脱氢酶 1770 IU/L，磷酸肌酸激酶 40 IU/L，磷酸肌酸激酶 MB 35 IU/L，余未见异常。

眼眶核磁（图42）：右眶外上方、右侧颞部、左眶肌锥外、左侧眶尖及海绵窦见片状不均匀等 T_1 长 T_2 异常信号，病灶弥散、无明显边界，增强后见明显较均匀强化。

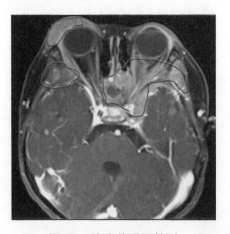

图 42　治疗前眼眶核磁

诊治经过： 入院后完善术前检查，在全麻下行右眶肿瘤部分切除活检术。手术记录：右眼眉弓下弧形切口，长约 3 cm，钝性分离皮下组织暴露眶隔，电凝止血，剪开眶隔，见眶顶部脂肪组织呈灰黄色，游离性差，钳夹易碎，血供丰富，切除部分变性脂肪组织送病理。继续向眶顶探查，见眶顶部骨膜下弥漫肿瘤组织，质脆、色灰白，不成形，无法钳夹及整体取出，切除大小约 0.5 cm×0.5 cm×0.5 cm 送病理。术后病理（图43）：（右眶）伯基特淋巴瘤。免疫组化：CD20(+)，CD79a(+)，CD3(−)，CD5(−)，CD10(+)，CD23(−)，Bcl-2(−)，Bcl-6(+)，Ki-67（100%），S-100(−)，CD99(−)，Desmin(−)，Vimentin(−)，TdT(−)，LCA(−)，CD34(−)，CD68 大细胞(+)，κ(−)，λ(−)。术后仍有反复发热。术后 11 天开始行术后第 1 个疗程化疗，方案为：阿霉素 + 长春新碱 + 环磷酰胺 + 地塞米松。化疗结束后患儿体温正常。术后 1 个月复查胸腹部 CT（图 44）：肺内、纵隔结构清晰，未见肿大淋巴结影；两侧胸膜腔内未见异常密度影，胸膜无增厚；双肾增强后多发类圆形等密度影，最大者大小约 1.6 cm × 1.8 cm，腹膜后未见肿大淋巴结，考虑淋巴瘤肾侵犯，脾大。PET-CT：全身多部位高代谢恶性肿瘤病灶，主要累及右侧眼眶内近眶上壁、左侧眼眶近眶尖区、蝶窦及左侧中颅窝颅底部位、中轴骨及四肢骨骨骼骨髓、脾脏，其中左侧眼眶近眶尖区、蝶窦及左侧中颅窝颅底病灶肿瘤负荷较大。骨髓：原始幼稚淋巴细胞占 17.0%。该类细胞胞体呈圆形或椭圆形，核仁 1~3 个，清或不清。染色质较粗糙，胞质量少可见空泡，染蓝色。综合考虑肿瘤侵犯右眶内、双肾、骨髓，诊断为伯基特淋巴瘤（Burkitt lymphoma，BL）Ⅳ期。

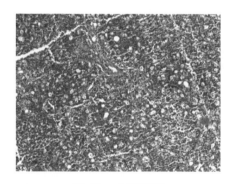

图 43　术后病理

按改良 LMB89 方案的 C 组方案行化疗，具体方案：COPADM1（环磷酰胺 0.5 g/m²，分 2 次静脉点滴，第 2、第 3、第 4 天；长春新碱 2 mg/m²，静脉推注，第 1 天；甲氨蝶呤 8 g/m²，静脉点滴 3 小时，第 1 天；亚叶酸钙 15 mg/m²，每 6 小时静脉推注 1 次，第 2、第 3、第 4 天；柔红霉素 30 mg/m²，静脉点滴 6 小时，第 2、第 3

笔记

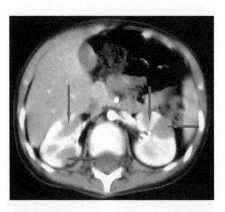

右肾多发类圆形病灶；左肾多发类圆形病灶。

图 44　化疗 1 个疗程后评估腹部增强 CT

天；泼尼松 60 mg/m²，分 2 次口服，第 1 ～第 5 天，减停 3 天）、COPADM2（环磷酰胺 1 g/m²，分 2 次静脉推注，第 2、第 3、第 4 天；长春新碱 2 mg/m²，静脉推注，第 1、第 6 天；甲氨蝶呤 8 g/m²，静脉点滴 3 小时，第 1 天；亚叶酸钙 15 mg/m²，每 6 小时静脉推注 1 次，第 2、第 3、第 4 天；柔红霉素 30 mg/m²，静脉点滴 6 小时，第 2、第 3 天；泼尼松 60 mg/m²，分 2 次口服，第 1 ～第 5 天，减停 3 天）、CYVE1 [阿糖胞苷 50 mg/m²，静脉点滴 12 小时，第 1 ～第 5 天（下午 8：00 至上午 8：00）；阿糖胞苷 3 g/m²，静脉点滴 3 小时，第 2 ～第 5 天（下午 8：00 至上午 11：00）；依托泊苷 200 mg/m²，静脉点滴，第 2 ～第 5 天（上午 2：00 至下午 4：00）、大剂量甲氨蝶呤（8 g/m²，静脉点滴 1 天，亚叶酸钙解救）]、CYVE2 [阿糖胞苷 50 mg/m²，静脉点滴 12 小时，第 1 ～第 5 天（下午 8：00 至上午 8：00）；阿糖胞苷 3 g/m²，静脉点滴 3 小时，第 2 ～第 5 天（下午 8：00 至上午 11：00）；依托泊苷 200 mg/m²，静脉点滴，第 2 ～第 5 天（上午 2：00 至下午 4：00）]、M1（长春新碱 2 mg/m²，静脉推注，第 1 天；甲氨蝶呤 8 g/m²，静脉点滴 3 小时，第 1 天；亚叶酸钙 15 mg/m²，6 小时静脉推注 1 次，第 2 ～第 4 天；泼尼松

60 mg/m²，分2次口服，第1~第5天；环磷酰胺1 g/m²，分2次静脉点滴，第1~第2天；表柔比星30 mg/m²，静脉点滴，第2天）、M2（依托泊苷150 mg/m²，静脉点滴，第1~第3天；阿糖胞苷100 mg/m²，分2次静脉点滴，第1~第5天）、M3（长春新碱2 mg/m²，静脉推注，第1天；泼尼松60 mg/m²，分2次口服，第1~第5天；环磷酰胺1 g/m²，分2次静脉点滴，第1~第2天；表柔比星30 mg/m²，静脉点滴，第2天）、M4（依托泊苷150 mg/m²，静脉点滴，第1~第3天；阿糖胞苷100 mg/m²，分2次静脉点滴，第1~第5天）。共行鞘注11次（甲氨蝶呤15 mg + 地塞米松4 mg + 阿糖胞苷30 mg），第1次脑脊液可见肿瘤细胞，后10次脑脊液均未见肿瘤细胞。CYVE1化疗后复查骨髓未见肿瘤细胞。M2化疗后复查PET-CT无高代谢病灶。停化疗随访至今已经5年，规律复查，第1、第2年每3个月回院复查1次，第2、第3、第4年每6个月回院复查1次，监测血常规及分类、脏器和免疫功能、骨髓、瘤灶影像学（头部核磁、腹部CT、全身PET-CT）未见复发病灶（图45，图46）。

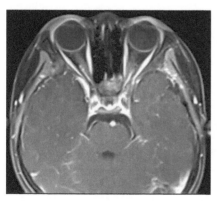
图45　眼眶原有病灶消失

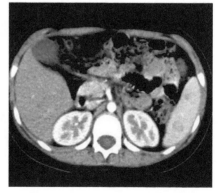
图46　原有双侧肾脏病灶消失

病例分析

伯基特淋巴瘤是常见的儿童非霍奇金淋巴瘤（non-Hodgkin

lymphoma，NHL），占 NHL 的 30% 左右，多见于儿童及青少年，男性多于女性。具有高度侵袭性，常见的受累部位包括腹腔、颌面和颈部，容易侵犯中枢神经系统（central nervous system，CNS），发生早期骨髓转移。临床表现主要分全身症状和肿瘤侵犯引起的症状。全身症状主要包括乏力、消瘦、发热和皮肤瘙痒等，通常被称为 B 症状。该患儿以右眼上眼睑肿胀起病，于当地医院行 CT 及超声检查示：右眶内占位病变。符合头面部包块常见部位。院外活检后出现间断发热，提示该患儿有 B 症状。对于头面部占位性病变来说，需要与局部软组织感染、头皮血肿、神经母细胞瘤、横纹肌肉瘤等疾病鉴别。该患儿入我院时查 LDH 及尿酸明显升高，结合伯基特淋巴瘤肿瘤细胞具有倍增时间短（24～48 h）、高增生指数，以结外浸润为主要表现，具有高增生率和相应的细胞高自发凋亡率的特点，提示临床医师，对于临床遇到颌面部肿物，且血生化提示 LDH 及尿酸明显增高的患儿，临床需考虑淋巴瘤/白血病可能，需尽早行多部位骨髓常规及细胞免疫学检查协助尽快诊断，对于此前未明确诊断的患儿这样也许可以避免患儿进行其他有创活体组织学病理检查，减少了对患儿的伤害。淋巴瘤病理切片至少经过两家以上三级甲等医院会诊，意见一致。化疗前至少做 2 个部位骨髓穿刺及骨髓活检了解有无血行播散。分期系统采用儿童 NHL 的 St. Jude 分期。根据眼眶病理活检结果，该病例诊断伯基特淋巴瘤明确。该患儿于我科就诊时 LDH 值为 1875 IU/L，明显升高，提示肿瘤负荷较大。PET-CT：全身多部位高代谢恶性肿瘤病灶，主要累及右侧眼眶内近眶上壁、左侧眼眶近眶尖区、蝶窦及左侧中颅窝颅底部位、中轴骨及四肢骨骨骼骨髓、脾脏。腹部 CT：双肾增强后多发类圆形等密度影，最大者大小约 1.6 cm×1.8 cm，腹膜后未见肿大淋巴结，考虑淋巴瘤肾侵犯，脾大。骨髓：原始幼稚淋巴细胞占

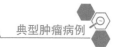

17.0%。综合分析，肿瘤侵犯右眶内、双肾、骨髓，按照 St. Jude NHL 分期系统，诊断为伯基特淋巴瘤Ⅳ期。第 1 次腰穿脑脊液检查可见肿瘤细胞，明确中枢神经系统侵犯。伯基特淋巴瘤的确诊主要依靠病理检查，如何取材、取材时机及病理医师的经验非常重要。病灶的穿刺针细，优点是简单易行，缺点是假阴性率高并且很可能因取材少不能完成免疫组织化学检查等。该患儿发病时，曾于当地医院行针刺活检，但未找到组织，也可能当地病理医师没有足够经验，未能准确诊断。因此，最好的方法还是淋巴结或病灶部位手术取活组织做病理检查，如病情危重不能行麻醉或手术者，在做好知情签字后可暂时给予小化疗缓解病情然后再取病理。对于有骨髓转移者，也可做骨髓涂片或活检确诊。骨髓取材方便，除形态学外还可行单克隆抗体的免疫标志和基因筛查。胸腔积液或腹腔积液中找到肿瘤细胞也可以确诊。要指出的是由于淋巴瘤病理的异质性强，误诊率高，最好将同一份病理切片送两家及两家以上医院的病理科，由病理专家做出一致的诊断再治疗。因此，确诊淋巴瘤需要内科、外科和病理科医师的共同协作和努力。

针对患者不同的病理类型及危险程度采用不同治疗方案的分层治疗是目前的治疗理念。恰当的评价临床及生物学的预后因素十分重要。评价的内容包括：诊断时病变侵犯的程度、侵犯的部位、免疫分型、肿瘤的形态学和组织化学染色及治疗的早期反应等，有条件的可行基因、染色体类型检查来评估预后。目前，临床上主要通过CT、超声、MRI、全身 PET-CT 等影像学检查来评估肿瘤病灶。尤其是 PET-CT 在初诊时发现受累部位方面比普通 CT 敏感性高，检出率高，特别是对于腹腔淋巴结和骨骼受累的阳性率明显高于CT 扫描。关于淋巴瘤骨髓受累，目前文献报道 PET-CT 与骨髓常规或活检相比，二者敏感性和精确性相当，且两种方法互补，由于骨髓活检取材部位的局限性，对于局灶性骨髓受累，在 PET-CT 导引下可以提高骨髓活检的阳性率，尤其是颌面部骨髓受累，故建议在骨髓活检前先进行 PET-CT 检查，以选择最佳穿刺部位。PET-CT 在儿童淋巴瘤化疗后随诊患者中，对于鉴别残余病灶的性质、发现肿瘤的早期复发具有更重要意义，PET 假阳性率明显低于 CT，从而避免了患儿继续接受不必要的化疗或二次活检手术，降低了治疗相关并发症，提高患者远期生存质量。所以，为了能早期发现肿瘤复发，避免漏掉复发患者，建议对于化疗后随诊患者，只要病灶有放射浓集，便需对患者进行临床动态观察。但需要注意，化疗期间由于化疗药对肿瘤细胞的抑制作用，可能导致 PET 假阴性的结果。同时 PET 不能检测微小残留病变，故需与分子生物学手段结合以便早期发现肿瘤的复发，比如应用流式细胞术、融合基因、染色体 FISH 等手段监测骨髓、脑脊液微小残留等。BL 对化疗十分敏感，化疗是目前的重要治疗手段，但是如何在降低患者治疗剂量、提高患者的生活质量、减少远期复发率和死亡率之间达到平衡，是目前研究的热点。而预后危险因素相依赖的治疗模式依赖于尽早的、可靠的预后分层体系。

近 20 年来随着高剂量、短疗程化疗方案的应用，BL 患儿生存率有了很大提高，其中以法国儿童肿瘤协会系列研究 (lymphomemalin de Burkitt, LMB) 89 方案及其改良版本疗效最佳，5 年无事件生存率（event free survival，EFS）超过 90%。我科采用改良版的 LMB 89 方案化疗，由于该患儿为 IV 期伴有中枢神经系统 (central nervous system，CNS) 转移，归入 C 组方案化疗，具体为：COP（当地医院进行，方案类似）- COPADM1 - COPADM2 - CYVE1 - MTX - CYVE2 - M1 - M2 - M3 - M4。改良版的改良点在于：①取消 CNS 放疗，用大剂量甲氨蝶呤和鞘内注射替代；②将柔红霉素 60 mg/m² 静脉滴注 48 h 改为 30 mg/m² 静脉滴注 6 h×2 d；③治疗过程中阶段性评估，即在 4 个疗程后筛查全身瘤灶、监测骨髓和脑脊液微小残留病，有可疑瘤灶者尽量做二次活检或 PET-CT，明确后升级方案，否则继续按原方案化疗并动态观察，必要时及时调整治疗强度。需要注意的是，BL 细胞增殖性强，在强化疗作用下，大量肿瘤细胞溶解坏死，容易引起肿瘤细胞溶解综合征，其主要特征为高尿酸血症、高磷酸血症、低钙血症、低镁血症及尿酸结晶堵塞肾小管导致的急性肾衰竭。因此，尤其是初期化疗期间，一定要注意加强水化、碱化尿液，必要时可给予利尿，别嘌呤醇口服，每天 10 mg/kg，分 3 次，纠正存在的电解质紊乱。少尿、无尿的肾衰竭严重者可行肾透析。根据文献报道，本改良方案治疗的 BL 患儿总体 5 年 OS 为 89.1%±2.3%、5 年 EFS 为 87.8%+2.5%，治疗相关病死率仅 2.7%，取消 CNS 受累、睾丸受累的患儿局部放疗后未见 CNS、睾丸复发，长期随访未见严重远期不良反应及第二肿瘤，疗效显著。

治疗体会如下：①化疗前需进行准确的分期、危险度分组，治疗过程中阶段性评估并严格根据评估结果调整治疗强度，从而实现最适宜强度的分层治疗。②及时、有效处理肿瘤溶解综合征、Ⅲ～Ⅳ度骨髓抑制合并重症感染、黏膜炎等严重化疗并发症可以明显降低危重患儿死亡风险。③尽可能缩短化疗间隙，避免化疗延迟，治疗过程中一旦患儿骨髓抑制、感染等并发症控制需尽早开始下一疗程化疗。

文献报告，通过多因素分析，发现 CNS 侵犯、早期化疗不敏感、中期评估有瘤灶与预后不良相关。国内外报道均提示治疗中进展和早期复发患儿预后差、治疗难度大，而远期复发甚为罕见。提示治疗中进展及早期复发仍是治疗难点，需要寻找更好的预测手段，并探索新的治疗方法。既往利妥昔单抗主要用于难治或复发的

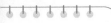

成熟 B 细胞淋巴瘤，近年来逐渐出现用于初诊病例的报道。北京儿童医院报告，高剂量短疗程的改良 LMB 89 方案对儿童 BL 疗效显著，在此基础上联合应用利妥昔单抗可以使危险度 C 组患儿 5 年 EFS 升高超过 10% 。因此，积极应用单克隆抗体对于危险度较高的患儿来讲也是提高疗效、降低复发的有效措施。

病例点评

该病例为典型伯基特淋巴瘤病例，总结该例病例特点，有以下几点值得注意：①淋巴瘤异质性强，病理表现复杂，常不典型，临床误诊率高，对疑似患儿需要多家病理专家进行病理会诊确定诊断。②细针穿刺活检假阴性高，临床中应尽可能进行手术活检取病理组织。③伯基特淋巴瘤对化疗敏感，仅行化疗即可使肿块消失，因此如能从骨髓获得肿瘤细胞，进行确诊，就可避免手术取活检。该例患儿发现眼眶肿物后首先在当地医院进行了针吸活检，后又在我院眼眶科进行了眼眶肿物手术活检，术后才行骨穿发现骨髓有淋巴瘤细胞，提醒我们取活检前应先行骨髓常规检查及活检。④PET-CT 对评估全身病变多少、部位十分重要，在初诊分期及后续随访发现复发或界定机化组织与活性病灶方面十分重要，应作为常规检查。⑤伯基特淋巴瘤恶性度高，增生快，治疗强调 21 天为一个周期，要尽可能不拖延化疗，防止残留肿瘤细胞增殖造成疾病进展。⑥伯基特淋巴瘤是淋巴瘤中的特殊类型，需要专门的方案。现代伯基特淋巴瘤治疗策略为在全面评估下的分期、分层治疗，在治疗过程中，要依据治疗反应调整危险度，调整治疗，从而达到最好的疗效、最低的毒性的目的，因此提醒我们治疗前及治疗中一定要进行相关检查，不能随意省略。⑦淋巴瘤的化疗强度大，支持治疗、脏

 笔记

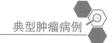

器保护治疗非常重要。

参考文献

1. 张蕊，金玲，段彦龙，等. 18氟-脱氧葡萄糖PET在儿童恶性淋巴瘤疗效评估及随诊中的意义. 白血病·淋巴瘤，2009，18（12）：746-749.

2. 张梦，金玲，杨菁，等. 儿童伯基特淋巴瘤186例临床特征及疗效分析. 中华儿科杂志，2018，56（8）：605-610.

3. 张永红. 儿童非霍奇金淋巴瘤的分层治疗. 中国小儿血液与肿瘤杂志，2008，13（6）：246-249.

014. 急性髓系白血病

病历摘要

患儿女性，7岁，主因"发现左额部包块1月余"入院。

现病史：入院前1个月，患儿无明显诱因出现发热、咳嗽，伴鼻塞、流涕、双眼眼周皮肤红肿，体温最高38.6 ℃，无寒战、抽搐、头痛，双眼无分泌物、畏光、流泪。就诊于当地医院，考虑"上呼吸道感染"，给予"头孢、退烧药"（具体药物不详）对症治疗，3天后症状消失。但发现其左额部隆起一包块，直径约4 cm，无压痛及其他伴随症状。未在意。入院前1周，患儿出现右眼突出，眼周无肿痛，无畏光、流泪等不适，就诊上级医院，行眼眶核磁平扫（图47至图49），结果提示：左侧额部皮下、右侧颞部及右眼外直肌多发占位伴眼球突出。全组鼻窦及双侧中耳乳突炎。为进一步诊治入我院。

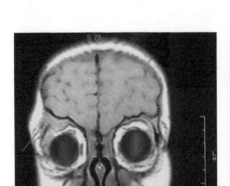

右侧颞部占位。

图 47　治疗前眼眶核磁

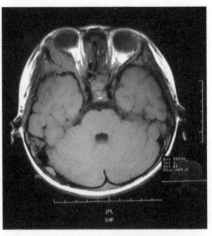

右眼外直肌占位伴眼球突出。

图 48　治疗前眼眶核磁冠状位

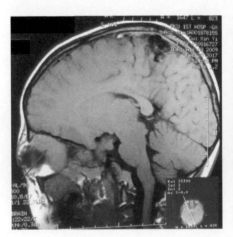

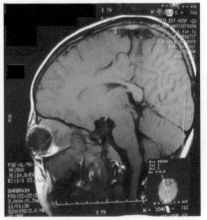

右眶上方病灶。

图 49　治疗前眼眶核磁矢状位

入院查体： 体温36.5 ℃，神志清楚、精神反应可，全身皮肤无黄染、出血点，双侧颌下可触及淋巴结，大小约2.5 cm×1.0 cm，质地硬，固定，边界清晰，无压痛。腹股沟可触及肿大淋巴结，大小约0.5 cm×0.3 cm，质地硬，固定，边界清晰，无压痛。余浅表淋巴结未触及肿大。右侧眼球突出，眼睑无红肿，双侧瞳孔直径约3 mm，对光反射灵敏，眼球运动自如。左侧额部可触

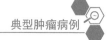

及一大小约 4 cm×2 cm 的包块，质硬，固定，界限清，右侧顶部可触及一大小约 2 cm×2 cm 的包块，质硬，固定，界限清，右侧眼眶可触及一大小约 2 cm×1 cm 的包块，质硬，固定，界限清，均无触痛；头颅无畸形。咽部充血，扁桃体无肿大，无脓性分泌物，双肺呼吸音粗，双肺未闻及干湿性啰音；心率 96 次/分，律齐，心音有力，各瓣膜听诊区未闻及病理性杂音。腹软，肝肋下 2 cm，质地软，无压痛。脾肋下未触及。双下肢无水肿，巴氏征未引出。

辅助检查：血常规：白细胞 35.05×10^9/L，中性粒细胞 27.33 g/L，中性粒细胞百分比 78%，血红蛋白 95 g/L，血小板 58×10^9/L。白细胞分类：原始幼稚细胞占 50%。行 MICM 检测示：①骨髓形态检查：急性髓系白细胞成熟型（AML-M_2）。②骨髓流式细胞学检查：14.49% 细胞（占全部有核细胞）为恶性髓系原始细胞。③骨髓基因监测：*AML1-ETO* 融合基因阳性。④染色体核型分析：核型：46，XX，t（8；21）（q22；q22）。小儿生化：CK-MB 18 IU/L、BNP 74.84 pg/mL。超声心动图：心内结构及心功能未见明显异常，EF 值 65%。

入院诊断：急性髓系白血病成熟型（AML-M_2）。

诊治经过：患儿入院后按 2006 年我国急性髓细胞白血病诊疗建议给予诱导治疗、缓解后巩固治疗、维持治疗。全程化疗期间给予三联鞘内注射（阿糖胞苷、甲氨蝶呤、地塞米松），共 5 次，同时查脑脊液，未见转移。诱导方案为 DAE 方案，具体方案为：柔红霉素 36 mg，静脉滴注，第 1 ~ 第 3 天；阿糖胞苷 90 mg，静脉滴注，第 1 ~ 第 7 天；依托泊苷 90 mg，静脉滴注，第 5 ~ 第 7 天。化疗同时行三联鞘内注射 1 次。化疗第 5 天时，肉眼见患儿头颅包块消失，眼突较入院时减轻。化疗第 6 天，复查外周血分类，幼稚细胞消失。化疗后第 20 天，复查骨髓：0.28% 细胞（占全部有核细胞）为异常表型幼稚髓系细胞。第一个诱导治疗结束后评估，查体：眼突不明显，头颅表面未触及包块。复查眼眶、头颅核磁（图50），结果提示：头颅2处包块消失；右侧颞部及右眼外直肌多发占位明显缩小，甚至消失。骨髓血检查：未见幼稚细胞。评估结果：化疗有效。继续 DA-3、DA-7 方案再诱导化疗，具体方案为：柔红霉素 36 mg，静脉滴注，第 1 ~ 第 3 天；阿糖胞苷 90 mg，静脉滴注，1 次/12 h，第 1 ~ 第 7 天。第 1 次强化巩固治疗方案为大剂量阿糖胞苷联合柔红霉素，具体方案为：阿糖胞苷 1.4 g，静脉滴注，1 次/12 h，第 1 ~ 第 3 天；柔红霉素 39 mg，静脉滴注，第 1 ~ 第 2 天；并行三联鞘注。第 2 次强化巩固治疗方案为大剂量阿糖胞苷联合依托泊苷，具体方案为：阿糖胞苷 1.4 g，静脉滴注，1 次/12 h，第 1 ~ 第 3 天；依托泊苷 140 mg，静脉滴注，第 1 ~ 第 2 天；并行三联鞘注。第 3 次强化巩固治疗方案为大剂量阿糖胞苷联合米托蒽醌，具体方案为：阿糖胞苷 1.9 g，静脉滴注，1 次/12 h，第 1 ~ 第 3 天；米托蒽醌 10 mg，静脉滴注，第 1 ~ 第 2 天，过程顺利。第 4 次巩固强化方案为大剂量阿糖胞苷联合柔红霉素，具体方案为：阿糖胞苷 1.9 g，静脉滴注，1 次/12 h，第 1 ~ 第 3 天；柔红霉素 39 mg，静脉滴注，第 1 ~ 第 2 天。之后，接 4 次维持治疗，4 次维持治疗方案相同，均为巯嘌呤联合阿糖胞苷：巯嘌呤（50 mg/m^2）口服，第 1 ~ 第 7 天；阿糖胞苷（75 mg/m^2，1 次/12 h）静脉注射，第 1 ~ 第 7 天。化疗期间根据患儿体重及体表面积变化，适当调整化疗药剂量，如果出现骨髓抑制，对症治疗。该患儿化疗后期（化疗近 1 年时），复查超声心动图，结果提示 EF 值 55%，出现了射血分数降低，血生化：CK-MB 7 IU/L，心肌酶未见异常；BNP 为 86.72 pg/mL。心电图：①窦性心律不齐；②大致正常心电图。患儿自身无胸闷、气促、心前区不适等症状。结合之前检查均正常，

笔记

目前的改变主要考虑为化疗药物导致的心肌损伤。给予磷酸肌酸钠、左卡尼汀静脉输注，连续2周，同时口服辅酶Q10改善心肌代谢治疗。3个月后复查心脏超声：左室舒张径35 mm，EF 66%，此后复查心脏超声，射血分数EF未见异常。目前患儿停化疗规律复查1年半，每3个月复查眼眶核磁和骨髓，均未见复发及转移。

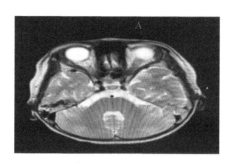

大部分病灶消失。

图50　第1周期治疗后眼眶核磁评估

病例分析

患儿为7岁学龄儿童，以左额部包块、右眼突出为首发症状。入院时查体：睑结膜及口唇略苍白，双侧颌下可触及淋巴结，大小约2.5 cm×1.0 cm，质地硬，固定，边界清晰，无压痛。腹股沟可触及肿大淋巴结，大小约0.5 cm×0.3 cm，质地硬，固定，边界清晰，无压痛。右侧眼球突出，眼睑无红肿，双侧瞳孔直径约3 mm，对光反射灵敏，眼球运动自如。左额部可触及一大小约4 cm×3 cm包块，右顶部可触及一大小约1 cm×2 cm包块，右侧眼眶可触及一大小约1 cm×2 cm包块，界限均清晰，无压痛，表面皮肤无红肿、破溃，质硬，固定。头颅无畸形。胸骨无压痛，心、肺查体未见异常。腹软，肝肋下约2 cm，质地软，无压痛。脾肋下未触及。从查

笔记

体看，患儿为头颅及眼眶的多发肿瘤，最先容易考虑到组织细胞增生症，但结合头颅 CT、眼眶核磁，并没有组织细胞增生症的溶骨性破坏。血常规示：白细胞明显增高（$35.05 \times 10^9/L$），而血红蛋白、血小板减低，此时诊断考虑血液病可能性大。诊断方向明确，进一步查外周血分类及骨髓学检查，结果也支持最初的诊断：急性髓系白血病部分分化型（AML-M$_2$）。从染色体、融合基因检查结果看，属于预后良好型。该病目前治疗方案成熟、有效，即短疗程强方案。历经 2 个诱导治疗、4 个巩固强化、4 个维持治疗后停化疗。该患儿对治疗较敏感，第一个诱导治疗结束后复查，头颅包块、外周血及骨髓均缓解。治疗过程中，各项复查结果均表明无复发、转移。但在化疗 1 年时，复查超声心动图发现，EF 为 55%，提示射血分数降低，考虑与化疗过程中使用蒽环类药物有关。近几年，急性髓系白血病的总生存率、预后都有了很大程度的提高，这主要与化疗方案的改进有关，而化疗方案中蒽环类药物是主要的治疗药物，化疗中蒽环类药物的使用累积剂量也在增高。蒽环类药物的主要不良反应就是心脏毒性。它可以引起急性、亚急性及慢性的心脏毒性。慢性心脏毒性一般是在使用常规治疗剂量 6~8 个月时产生，表现为心肌损伤、室壁肥厚，甚至充血性心力衰竭。该患儿自身虽无明显临床症状，但超声心动图的射血分数减低已经提示心肌损伤。经保护营养心肌治疗后治愈。通过该病例，提醒我们医务人员，在化疗过程中如果要使用蒽环类药物，不但要注意蒽环类药物的累积剂量，而且还要严密监测心肌酶、心电图、心脏超声的改变，无论是化疗时，还是停全部化疗后。这样便可以防患于未然，避免发生原发病治愈，而并发症危及患儿生命，甚至死亡。

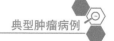

⊕ 病例点评

急性髓细胞白血病占小儿白血病的 25% 左右，一般起病较急，临床上主要表现为贫血、出血、感染和白血病细胞浸润症状。由于大量的白血病细胞广泛浸润，引起肝、脾、淋巴结肿大及腮腺、睾丸、肾脏、中枢神经系统等各脏器受累及功能障碍。经过几十年的努力，目前急性髓细胞白血病的完全缓解率已达 80%~90% ，5 年以上无病生存率可达 45%~60% 。髓细胞肉瘤或粒细胞肉瘤是髓外白血病的表现形式，占急性髓细胞白血病的 2%~4% 。髓细胞肉瘤可为首发表现，可以单发，也可同时伴有骨髓浸润。此时即使骨髓幼稚细胞 <20% 也应诊断为急性髓细胞白血病而不是 MDS。眼眶绿色瘤多见于急性髓细胞白血病 t（8；21），皮肤、骨、淋巴结、软组织均可受累。髓细胞肉瘤的患儿即使骨髓幼稚细胞 <5% ，也应同样进行高强度的急性髓细胞白血病方案化疗。经过系统化疗后，多数肿瘤反应良好并消失，不需手术切除或局部放疗。但如果治疗后肿瘤仍不消退，可采用局部放疗。

该例为以眼突、额部肿块为首发症状的急性髓细胞白血病患儿，治疗过程中合并了心肌损害，总结该例患儿资料，有以下几点值得我们注意：①对临床中以眼球突出或头颅包块起病的患者，要注意急性髓细胞白血病的可能，及时进行外周血、骨髓的相关检查，明确诊断，避免手术切除。②以眼眶、头颅占位起病，病理为粒细胞肉瘤的患儿，如果骨髓中存在幼稚粒细胞增多，不够诊断白血病标准也诊断为髓细胞白血病，按照急性髓细胞白血病治疗方案治疗。治疗后肿物很快控制并消失。③蒽环类药物联合阿糖胞苷是

笔记

急性髓细胞白血病治疗的里程碑式方案，大剂量阿糖胞苷的缓解后疗效显著，可获得良好预后。是否用维持治疗，国内尚有争议，要依据患儿的个体情况决定。该例患儿眼眶、额部存在浸润性病灶，恐因血眼屏障而影响预后，因此加强了鞘内注射次数，同时，增加了维持治疗。④短疗程、大剂量强方案中，蒽环类药物的剂量仍很大，蒽环类药物的心脏毒性已成为影响急性髓细胞白血病生存质量的重要因素。

该例患儿的资料提醒我们，在急性髓细胞白血病的治疗过程中，一定要动态监测患儿的心脏状态，包括临床症状、体征、心肌酶、心电图及心脏超声，发现任何蛛丝马迹的改变都要给予积极治疗，以防心功能的进一步恶化，影响长期预后。

参考文献

1. REES J K, GRAY R G, SWIRSKY D, et al. Principal results of the medical researchcouncil's 8th acute myeloid leukemia trial. Lancet, 1986, 2 (8518)：1236 – 1241.

2. O'DONNELL M R, TALLMAN M S, ABBOUD C N, et al. Acute Myeloid Leukemia, Version 3. 2017, NCCN Clinical Practice Guidelines in Oncology. J Natl Compr Canc Netw, 2017, 15 (7)：926 – 957.

3. DÖHNER H, ESTEY E, GRIMWADE D, et al. Diagnosis and management of AMLin adults：2017 ELN recommendations from an internationalexpert panel. Blood, 2017, 129 (4)：424 – 447.

015 视网膜母细胞瘤

病历摘要

患儿男性，3 岁，主因"发现双眼白瞳 1 年 5 个月"入院。

现病史：入院前 1 年 5 个月，家长无意中发现患儿双眼白瞳，并逐渐出现右眼视力丧失。就诊当地县医院，行头颅 CT 检查，结果提示：双眼肿瘤，考虑视网膜母细胞瘤可能性大。建议上一级医院就诊，家属未从。大约 1 年后，患儿出现右眼外突，继之，可见肿物突出眼外，并迅速增大，随后左眼视力丧失，无其他伴随症状。由于家庭原因，仍未予诊治。入院前 1 个月，患儿右耳前出现质硬包块，并逐渐增大，无明显压痛，皮肤表面无破溃。为进一步诊治入我院。查眼眶 CT 及核磁，考虑双眼视网膜母细胞瘤（远处转移期）。

入院查体：神清，贫血貌，右眼可见巨大肿瘤，大小约 10 cm×10 cm，表面破溃，可见少许脓性分泌物，左眼白瞳，无光感，肿瘤压迫鼻部变形。右侧耳前可见一包块，大小约 5 cm × 5 cm，表面皮温增高，质硬，无压痛，固定。颈软，无抵抗，心、肺、腹未见异常。四肢活动自如，无压痛，病理反射阴性。

辅助检查：NSE 大于 370 ng/mL。血常规：白细胞 6.3×10^9/L，血红蛋白 106 g/L，血小板 610×10^9/L，中性粒细胞百分比 48.6%，淋巴细胞百分比 35.1%，C-反应蛋白 8.86 mg/L。LDH 833 IU/L。

入院诊断：双眼肿瘤性质待查：视网膜母细胞瘤？

诊治经过：入院后完善术前检查，在全麻下行右眼眶内容物剜除术。手术记录：右眶外侧皮肤"一"字形切开，约3 cm，沿睑缘环形切开皮肤，沿轮匝肌下钝性分离至眶缘，电凝止血，肿瘤巨大，出血多，腐臭，沿骨膜下间隙分离困难，将肿瘤从骨膜环形分离至眶尖部，剪断眶尖部肿瘤，将巨大肿瘤取出，肿瘤送病理。双极、单极反复烧灼眶尖部残留肿瘤组织并止血。单极电刀360°切开眶缘骨膜，沿骨膜下间隙环形分离至眶尖部，切除眶骨膜，送病理。观察眶内骨壁完整。电烧眶尖部出血，见眶尖部残留小部分肿瘤组织，切除残余肿瘤组织，为避免过深切除造成脑脊液眶漏等并发症，眶尖部残留极小部分瘤组织，待术后行放疗、化疗等辅助治疗，反复电烧视神经管和眶上、眶下裂区。眶内壁部分骨质压迫变形，电烧骨质表面。电刀切除泪囊。可吸收明胶海绵填塞止血。探查术野内无活动性出血，大量生理盐水反复冲洗眶腔，酒精消毒所有器械。可吸收明胶海绵填塞眶尖部止血。术后病理（图51）：小细胞恶性肿瘤。免疫标记：Syn（＋），NSE（＋），CgA（－），LCA（－），Vimentin（－），EMA（－），CK（－），MPO（－），Ki- 67（95%＋），符合视网膜母细胞瘤眶内蔓延。诊断：双眼视网膜母细胞瘤（眼外期）。术后采用我科视网膜母细胞瘤方案行化疗，共10个疗程，具体为：长春新碱0.88 mg（1.5 mg/m²，静脉推注，第1天）+依托泊苷88 mg（150 mg/m²，静脉点滴，第1、第3天）+卡铂330 mg（560 mg/m²，静脉点滴，第1天）。同时查骨髓未见肿瘤细胞。每次化疗同时行腰穿鞘注1次，具体用药为：地塞米松5.0 mg + 甲氨蝶呤12.5 mg。共10次。第1次脑脊液免疫残留检测结果：0.12%细胞（占全部有核细胞，5个细胞）表达CD56、CD81、CD9，不表达CD45、CD4、CD3、CD19，可疑为恶性非造血细胞。余后9次脑脊液检查未见肿瘤细胞。化疗期间行双眼眶放疗，DT45 Gy/25 f/5周。术后第1次化疗后NSE降至25.01 ng/mL，后多次复查水平稳定。术后化疗 2 个疗程后患儿右耳前包块消失。术后 3 个周期化疗后复查眼眶核磁（图52）：右侧眼球缺如，眶内充盈片状长 T_1 长 T_2 信号影，信号不均，右眶视神经及眼直肌未见明确显示。左侧眼球内见团片状长 T_1 长 T_2 信号影，信号不均匀，边界欠清楚，与眼球壁相连。增强扫描右眶病灶边缘见强化，左眼球内病灶呈轻度强化。左眶眼直肌及视神经形态、信号未见明显异常。颅内未见明显异常信号影。显示层面余结构未见明显异常。结束全部治疗第 1 年每 3 个月复查 1 次，复查内容包括：血尿便常规、生化、NSE、头颅及眼眶核磁。第 2 年每 6 个月复查 1 次核磁，第 3 年开始每年复查 1 次，均未见眼眶复发及远处转移灶。目前停治疗 5 年 3 个月，仍处于随访阶段，病情稳定。最近 1 次复查眼眶核磁（图53），为停化疗 4 年。

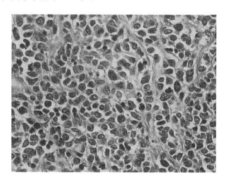

图 51　术后病理

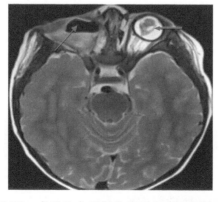

图 52　术后 3 个周期化疗后复查眼眶核磁

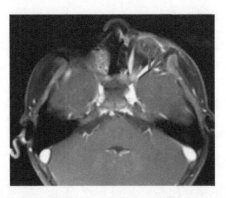

右眼球缺如；左眼球萎缩，不规则团片状病灶缩小（箭头处）。

图 53　停治疗 5 年后复查眼眶核磁

病例分析

　　患儿为 3 岁幼儿，以双眼白瞳起病，病初无明显伴随症状。入院时查体：右眼可见巨大肿瘤，大小约 10 cm×10 cm，表面破溃，少许脓性渗出，左眼白瞳，无光感，肿瘤压迫鼻部变形。右侧耳前亦可见一包块，大小约 5 cm×5 cm，表面皮温增高，质硬，无压痛，固定。由于患儿病情延误，导致入院时眼球肿物已经突出眼眶，结合 NSE 的值异常增高，以及头颅 CT、双眼核磁检查，视网膜母细胞瘤诊断基本明确，因视网膜母细胞瘤钙化发生率达 90% 以上，在 CT 上呈斑点或斑块样改变。但仍需与其他几种球内肿瘤相鉴别，如 Coats 病、永存原始玻璃体增生、脉络膜骨瘤等。Coats 病为先天性视网膜血管畸形伴视网膜大量渗出表现，以视网膜脱离为特征，良性多见，CT 可见自眼球后端突入玻璃体的高密度病变，密度均匀，边界清晰，仅晚期可能出现钙化，待视网膜全部脱落后，眼球密度上升，增强扫描无强化，但不会出现转移灶。永存原始玻璃体增生则为胚胎性眼内血管系统发育障碍表现，单眼发病率

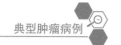

高，以玻璃体密度增高为特点，增强扫描未见强化，钙化少见，也不会出现转移灶。脉络膜骨瘤则多见于年轻女性，CT 以眼环后端极部扁平状高密度钙化为特点，眼环无变化。入院后立即行手术治疗，术后病理支持入院诊断。该患儿诊断为双眼视网膜母细胞瘤（远处转移期）。视网膜母细胞瘤发病年龄多见于 3 岁以内，该患儿入院时 3 岁，但病程已经 1 年半，故真实发病年龄约为是 1 岁半，因为白瞳往往是疾病进展到一定时期的表现，并非早期表现。而约有 20% 的视网膜母细胞瘤患儿患眼肿瘤位于黄斑区域，导致中心视力受影响，故以内外斜视为首发症状。部分视网膜母细胞瘤有家族遗传因素，尤其是双眼病变患儿，但追问病史，该患儿家族中无相同疾病史。术后我们按我科视网膜母细胞瘤治疗方案化疗，化疗期间给予放疗。目前停治疗 5 年余，仍处于随访期，未见复发或转移。该患儿存在几个预后不良因素：①疾病发现晚；②没有及时治疗，肿瘤已经突出眼球；③脑脊液结果提示，存在颅内转移；④术后病理的免疫组化可见：Ki-67（95% +）。之所以预后比我们最初评估后预计的好，考虑主要与住院后治疗正规有关。通过该病例，提醒家长一旦发现孩子斜视、视力减退、白瞳、猫眼等症，务必及时带患儿做眼科检查，排除视网膜母细胞瘤。对于该患儿需注意他的后代，应该尽早做眼部检查，以早期发现视网膜母细胞瘤。

病例点评

视网膜母细胞瘤是一种起源于视网膜胚胎性核层细胞的恶性肿瘤，是儿童时期最常见的眼内恶性肿瘤，为常染色体显性遗传病。可以是单眼或双眼发病，可以为遗传性，也可以为散发性，部分患儿可伴发松果体和蝶鞍上或蝶鞍旁肿瘤，称为三侧性视网膜母细胞

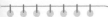 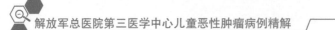

瘤。80%以上的三侧性视网膜母细胞瘤发生于双眼视网膜母细胞瘤患儿。双侧性视网膜母细胞瘤患者发病年龄小，遗传性高，容易发生第二肿瘤。视网膜母细胞瘤恶性度高，容易发生远处转移，临床上一般分为眼内期、青光眼期、眼外期及全身转移期。最常见转移部位为颅内。可沿着视神经转移，也可通过脑脊液转移。因此，在视网膜母细胞瘤的诊断分期中，脑脊液的检查至关重要。冷冻、激光、巩膜敷贴等局部治疗结合全身静脉化疗、经眼动脉介入化疗等综合治疗已上升为一线治疗的现代治疗，使以往为一线治疗的眼球摘除、眶内容物剜除、外放疗等致残性治疗退为二线治疗。治疗的理念已从过去的保全生命转化为保生命、保眼球、保视力。欧美发达国家目前总的生存率已达95%以上，发展中国家的疗效远不及欧美发达国家，主要原因是对此病的认识不足，发现较晚，致残性治疗仍很多，死亡率很高。该患儿为双侧视网膜母细胞瘤典型病例，因发现晚，且发现后未予治疗，以至延误至肿瘤巨大、突出眼眶并发生了脑、右侧耳根部等远处转移，不得不采取眶内容物剜除及外放疗致残性治疗。由于治疗规范，患儿获得长期缓解。

　　总结该病例，有以下几点需要引起我们注意：①该患儿因白瞳症就诊，此时肿瘤已进入中晚期。提醒我们，要像发达国家一样，开展出生后眼底常规检查，对于高危患儿，在围生期内开展 Rb 基因检测，对基因阳性者进行密切眼底镜随访，以便达到早发现、早治疗，减少致残率和致死率。②该患儿初诊后因为家庭原因，放弃治疗，导致肿瘤进展，突出眶外，并发生远处转移，给治疗带来难度，不得不采取致残率很高的治疗手段。提醒我们，视网膜母细胞瘤一旦突破眼球，生长非常迅速，预后效果大大降低。因此，临床中要加强对患儿家长的宣教，认识到此病早期治疗的良好预后，鼓励他们早期给患儿治疗，改善预后。③双眼视网膜母细胞瘤多有家族发病史，遗传给子代的概率高达40%以上。该例患儿为双眼视网膜母细胞瘤，虽无阳性家族史，但应对其家长进行遗传相关知识宣教，防止视网膜母细胞瘤子代出生。如有子代出生，也要对其子代进行早期眼底检测，以便及时发现、治疗患儿。④视网膜母细胞瘤一旦发生脑转移，治疗效果差，死亡率很高。该患儿脑脊液检查中发现了视网膜母细胞瘤肿瘤细胞，在全身化疗的基础上，给予鞘内注射化疗药治疗，获得满意疗效，提醒我们，对中晚期患儿一定要进行脑脊液肿瘤细胞的检查，并及时给予相应治疗，可改善预后。

参考文献

1. 陆烨，童剑萍. 视网膜母细胞瘤的发生机制及诊断和治疗进展. 现代肿瘤医学，2016，24（6）：1007 - 1014.

2. 刘秋玲. 视网膜母细胞瘤的诊断与治疗. 中华实用儿科临床杂志，2013，28（3）：161 - 163.

3. 罗鑫，叶慧菁，杜毅，等. 视网膜母细胞瘤临床特征及预后分析. 中国实用眼科杂志，2015，33（5）：483 - 487.

016 骶尾部恶性生殖细胞瘤1

病历摘要

患儿女性，2岁11个月，主因"发现骶尾部包块3个月"入院。

现病史： 入院前3个月，患儿外伤后骶尾部出现大小约3 cm ×

3 cm青紫包块，立即就诊当地医院，X线检查未见明显异常，给予外用喷剂治疗，无效。随后行骶尾部超声检查，结果提示：骶尾部可见一大小为7.0 cm×2.36 cm低回声团块。建议观察。此后肿物逐渐增大，于当地医院行骶尾部肿物穿刺术，术后病理示：卵黄囊瘤。未予治疗。家长自行外敷中药（具体成分不详），并熬制草药（具体成分不详）口服，连续1个月，效果差。为进一步治疗入我院。

入院查体：全身皮肤及黏膜未见黄染、皮疹及出血点，全身浅表淋巴结未触及肿大，心、肺查体未见异常。腹平软，未触及包块，无压痛、反跳痛、肌紧张，肠鸣音正常。关节四肢无畸形，双下肢无水肿。骶尾部正中向外隆起一巨大包块，大小约20 cm×6 cm，表面张力高，可见数条曲张静脉，皮温增高，肿物质地硬，边界清楚，压痛明显，固定。肛门指检：患儿肘膝位，示指进肛门困难，进入后直肠黏膜光滑，于肛门口约4 cm处，直肠后壁可触及肿物，质地韧，无波动感，按压无疼痛，未能触及骶骨，检毕指套无血、无脓。

辅助检查：NSE 38.96 ng/mL，hCG < 2 mIU/mL。AFP > 60 500 ng/mL。腹部超声示：骶前恶性肿瘤，符合恶性生殖细胞肿瘤，骶骨前缘骨质连续性中断。盆腔及膈肌上方纵隔淋巴结转移。骶尾部超声示：骶尾部巨大恶性生殖细胞肿瘤，大小约15.6 cm×10.7 cm×11.7 cm。腰骶椎核磁示（图54，图55）：腰5椎体以下双侧骶尾骨周围软组织内占位性病变，考虑为恶性肿瘤可能性大。胸部CT（图56）示：双肺多发转移瘤，肺门及纵隔淋巴结转移瘤。

入院诊断：骶尾部恶性生殖细胞瘤；卵黄囊瘤。

诊治经过：入院后对该患儿进行临床分期、分型及危险度分

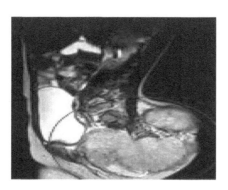

腰 5 椎体以下双侧骶尾骨周围巨大软组织肿物。

图 54　治疗前腰骶椎的核磁（矢状位）

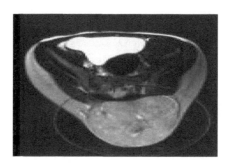

腰 5 椎体以下双侧骶尾骨周围巨大软组织肿物。

图 55　治疗前腰骶椎的核磁（冠状位）

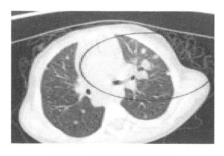

图 56　治疗前胸部 CT

层。该患儿为临床Ⅳ期，Altman 分型Ⅲ型（哑铃状内外混合型），根据 COG 危险分层该患儿为 GCTs 高危组。因恶性肿瘤侵犯周围组织及存在远处转移，病情进入晚期，依据 COG 性腺外恶性生殖细胞肿瘤治疗方案，入院后先对该患儿行术前新辅助化疗，PEB 方

笔记

案，即博来霉素、顺铂、依托泊苷，具体为：顺铂 12 mg，静脉滴注，第 1～第 5 天；依托泊苷 60 mg，静脉滴注，第 1～第 5 天；博来霉素 9 mg，静脉滴注，第 1 天。连续 4 个疗程后评估。复查骶尾部超声，肿瘤明显缩小。肺部 CT（图 57）：结果提示肺部转移灶消失。遂行"骶尾部肿物切除术"，手术所见：术中插肛管做标记，先取骶尾病变周围纵梭形切口，切开皮肤及皮下组织，见肿物呈扁块状，经皮下到骶部深筋膜，约 6 cm×4 cm×2 cm，下极与骶前肿物连接。加横向切口后切断骶 4 水平，沿肿瘤周围正常组织分离，肿物位于直肠后及其右侧方约 4 cm×3 cm×3 cm，注意保护直肠，完整切除肿物。术后病理：骶尾部肿瘤化疗后改变，卵黄囊瘤可能性大。肿瘤全部出血坏死，未见明确残留肿瘤细胞，隐约可见肿瘤细胞影，肿瘤纤维化并多量组织细胞反应，可见含铁血黄素及骨化。免疫组化：hCG（－），Ki-67（5%＋），D2-40（－）、PLAP（－）、CD117（－）、LIN28（－）、CK（－）、CEA（－）、CD68（组织细胞＋）、Vimentin（＋）、GFAP（－）、SALL-4（－）。术后继续原方案化疗，6 个疗程化疗后化疗全部结束（总共化疗 10 个疗程）。停药前行 PET-CT 检查，结果提示：肺部转移灶完全消失，原发病灶无残留病灶。随后进入随访阶段。每 3 个月回院复查：

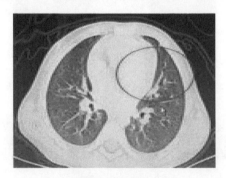

肺部转移灶消失。

图 57　治疗 4 个疗程后肺部 CT

小儿生化、AFP、骶尾部超声和增强核磁（图 58）及胸部 CT 平扫，均未见复发及转移。目前该患儿已随访 2 年 7 月余，仍在随访中。

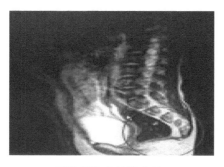

原发部位未见转移灶。

图 58 停治疗后复查骶尾部核磁

病例分析

患儿为 2 岁幼儿，以骶尾部包块起病，不伴排便、排尿困难，无跛行，病史短，发病后不久，即行肿物活检，病理诊断：卵黄囊瘤。故入院时诊断明确。卵黄囊瘤属于恶性生殖细胞肿瘤。生殖细胞肿瘤是一组具有可分化为不同细胞潜力的肿瘤，即在同一种肿瘤中具有不同类型细胞。该肿瘤根据发病部位分为性腺和性腺外生殖细胞肿瘤。其中性腺外生殖细胞肿瘤大约占该肿瘤的 70%，好发部位依次为骶尾部、腹膜后、纵隔和脑的松果体区。根据肿瘤细胞的分化程度，可介于完全未分化的胚胎癌至完全分化的良性畸胎瘤之间。该患儿发病部位在骶尾部，病理分型为恶性卵黄囊瘤，或称卵黄囊癌、内胚窦瘤。肿瘤呈外生性生长，属于显露型，即肿瘤主要从尾骨周围向外生长，一般偏于一侧臀部，该类型较容易及早被发现，不容易延误诊断。但该患儿由于确诊后未及时进行正规治疗，

笔记

117

所以来我院就诊时已经出现远处脏器（肺部）及淋巴结转移，属于Ⅳ期。由于肿瘤巨大，手术具有一定难度，不易完全切除，故入院后首先给予减容化疗，化疗方案为治疗恶性生殖细胞肿瘤的标准一线方案，即 PEB 方案。化疗 4 个疗程后，肿瘤明显缩小，AFP 值降低，远处转移灶消失，说明该患儿对化疗非常敏感，疗效好。随后行"骶尾部肿物切除术"，肿物完整切除。术后继续行正规化疗，化疗方案同术前。AFP 正常后，又行 6 个疗程的化疗，全部治疗结束，进入复查随访阶段。每 3 个月定期对患儿进行全面评估，包括血常规、尿常规、早期肾功能损害、生化、肿瘤标志物 AFP、心电图、心脏超声、原发部位超声、骶尾部增强核磁、肺部 CT 及骨扫描等影像学检查，以明确肿瘤是否复发、转移，以及化疗药物对脏器的远期危害。目前，该患儿已经结束化疗 2 年 7 月余，多次复查，结果均提示：原发部位无残存病灶，未见复发、转移，AFP 一直在正常范围波动。但该患儿有几个预后不良因素：①治疗前曾有穿刺活检；②活检术后未正规治疗，延误了最佳治疗时机；③治疗时已经发生肺部转移，分期为Ⅳ期；④骶骨有破坏。故需严密随访，尤其是停药后的前 3 年。

病例点评

生殖细胞瘤是异质性非常强的肿瘤，其中恶性生殖细胞瘤占全部儿童恶性肿瘤的 3%~4%。因为肿瘤呈无痛性生长，生长在骶尾部、腹膜后的恶性生殖细胞瘤常难以被早期发现，多数患儿肿瘤已很大，造成压迫症状如便秘、腹痛等，或一侧臀部出现包块时才被家长发现而去就医。只有个别患儿因为其他疾病就医进行超声检查时而被发现。此病的确诊要靠病理，但超声、CT、核磁，尤其是增

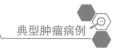

强 CT 和核磁结合肿瘤标志物 AFP 及 hCG 的异常增高可帮助诊断。

现代肿瘤治疗，强调依据术前分期、术后分期、病理类型等进行分层治疗。对肿瘤巨大难以完整切除的患儿，一般采取先活检，获得病理结果后进行新辅助化疗，待肿瘤缩小后进行手术切除，术后继续化疗。恶性生殖细胞瘤对化疗和放疗均很敏感，其治疗采取手术、化疗、放疗等综合治疗手段。但由于放疗的毒副作用，一线治疗仍以手术与化疗为主。

在过去的 20 年里，基于铂类药物的化疗方案极大地改善了恶性生殖细胞瘤的预后，早期诊断的患儿 5 年生存率已达 95% 以上。但原发于性腺外、远处转移的恶性生殖细胞瘤患儿的预后相对较差。成功的化疗方案是包括顺铂或卡铂、长春碱或长春新碱、依托泊苷、博来霉素、环磷酰胺或异环磷酰胺多种药物的联合。顺铂、依托泊苷、博来霉素组成的 PEB 方案，已被证实能很好地控制诊断时肿瘤已巨大难以完整切除或已发生广泛转移患儿的病情，达到完全缓解。但由于博来霉素的不良反应，目前越来越多的协作组采用异环磷酰胺替代博来霉素而形成 PEI 方案治疗。

本例患儿肿瘤生长在骶尾部，属于性腺外恶性生殖细胞瘤，由于呈外生型生长，而被较早发现，诊断时肿瘤尚未发生局部广泛浸润及远处转移，而且及时做了活检，明确了诊断。但由于患儿家长在确诊后未及时给予规范的化疗，而采用了局部涂抹药物和口服中药治疗，从而延误了治疗，导致肿瘤迅速增长并发生肺部转移。来我院后，考虑到该患儿肿瘤已经巨大，而且已经发生远处转移，便采取了已被证实有确切疗效的 PEB 方案，而未采取尚未有大量循证医学数据证实疗效的 PEI 方案。该患儿采用 PEB 方案化疗后，肿瘤迅速缩小，肿瘤标志物迅速下降，手术达到了完整切除。

此病的疗程，一般为术后化疗至 AFP 正常后再化疗 4~6 个疗程。本例患儿由于发生了远处转移，因而术后继续化疗至 AFP 正常后 6 个疗程才停药，疗程充分，随访至今一直处于完全缓解状态。本例属于恶性生殖细胞瘤典型病例，进入我科后，诊疗过程规范，疗效满意。但分析本例患儿整个诊疗过程，有一点值得我们在临床中注意，那就是一旦确诊，即应迅速接受规范治疗，否则就会将一个早期的患儿拖延至相对晚期的患儿，不仅增加了治疗的强度、难度，还会明显影响预后。

参考文献

1. 刘登辉，肖雅玲，李勇，等.小儿骶尾部畸胎瘤预后不良的影响因素分析.临床小儿外科杂志，2018，12（3）：935 – 938.

2. 陈子民，卢可士，叶明，等.儿童骶尾部畸胎瘤临床分析.现代肿瘤学，2013，21（5）：1112 – 1114.

3. 孙婷，姚梅琪，沈国丽，等.骶尾部畸胎瘤伴急性化脓性感染的救治.中华急诊医学杂志，2017，26（8）：967 – 968.

017 骶尾部恶性生殖细胞瘤 2

病历摘要

患儿女性，4 岁 5 个月，主因"发现骶尾部肿物 1 月余"入院。

现病史：入院前 1 个月，家长给患儿洗澡时发现其骶尾部偏左侧有一鹌鹑蛋大小包块，质硬，表面肤色正常，皮温不高，与周围组织分界不清，无破溃，无触痛。自诉左下肢疼痛，行走正常。先后就诊于当地县人民医院及附属医院，均行腹盆腔超声及 CT 检查，超声提示：盆腔可探及不均质回声包块，范围约 11.5 cm×5.1 cm×7.1 cm，向骶尾部皮下凸出，边界不清；余腹部实质脏器未见异常，未见异常形态淋巴结。增强 CT 示：骶尾部占位，最大截面约 6.8 cm×5.2 cm，凸向左臀部皮下。影像诊断：盆腔、骶尾部多发占位（间叶组织来源肿瘤?），考虑骶尾部畸胎瘤，建议活检。家长未从。检查期间患儿出现大便呈扁条状，偶有干结，3～4 天排便 1 次。自行口服中药（具体不详）治疗，连续 10 天，包块大小未见明显改变，表面皮肤变软，左腿疼痛消失。就诊上级医院，再次行腹盆腔、骶尾部超声检查，结果提示：骶尾部包块，范围约 8.5 cm×2.6 cm×7.1 cm，位于直肠及骶骨之间，延伸向骶骨前方，包绕尾骨；一低回声包块延伸至左侧臀部软组织，范围约 2.6 cm×1.8 cm×3.0 cm，内可见少量囊腔，考虑盆腔、骶尾部生殖细胞瘤，倾向内胚窦瘤。为进一步治疗入我院。

入院查体：神志清楚，无贫血貌，全身皮肤未见淤血、淤斑、黄染及皮疹，右颈部可触及一大小约 1.0 cm×0.5 cm 淋巴结，质硬，无活动，余浅表淋巴结未触及肿大。心、肺查体未见异常；腹平软，肝脾肋下未触及，下腹部未触及包块，肠鸣音正常。臀沟附近偏左侧皮肤可见淡褐色色素沉着，两侧臀部大小不对称，左侧偏大，突出，触之较右侧质地稍硬；双下肢等长，活动自如，无压痛，巴氏征未引出。

辅助检查：盆腔增强 CT（图 59）：骶尾部占位，最大截面约 6.8 cm×5.2 cm，凸向左臀部皮下，影像诊断：盆腔、骶尾部多发占位（间叶组织来源肿瘤?），考虑骶尾部畸胎瘤。

双下肢神经电生理：神经根压迫症、左下肢重。

AFP 14 654 ng/mL；LDH 712 IU/L。NSE 8.80 ng/mL。hCG <2 mIU/mL。

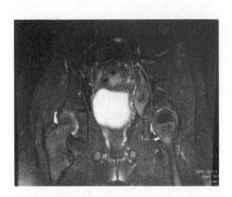

图 59 治疗前盆腔 CT

腹盆腔超声：骶尾部可见一不均匀低回声包块，形态不规则，范围约 8.5 cm×5.2 cm×7.1 cm，延伸至骶骨前方，包绕尾骨，另可见一低回声包块延伸至左侧臀部软组织，范围约 2.6 cm×1.8 cm×3.0 cm，形态不规则，内可见少量囊腔，包块内可见血流信号。双侧髂血管紧贴瘤体边缘，直肠受压前移。印象：盆腔、骶尾部生殖细胞肿瘤，倾向内胚窦瘤。余腹部实质脏器未见异常，未见异常形态淋巴结。肺部 CT 未见异常。

入院诊断：骶尾部生殖细胞瘤；内胚窦瘤？

诊治经过：入院后评估，患儿术前评估为 I 期，行术前新辅助化疗。依据 NCCN 指南为 PEB 方案，连续 4 个疗程，具体为：顺铂 10 mg，静脉滴注，第 1～第 5 天；依托泊苷 55 mg，静脉滴注，第 1～第 5 天；博来霉素 8 mg，静脉滴注，第 1 天；过程顺利。化疗结束后评估。AFP：68.56 ng/mL。腹盆腔超声提示：骶尾部包块大小约 3.3 cm×2.1 cm。盆腔增强核磁：左盆腔病灶大小约 2.37 cm×1.20 cm，尾骨前方团块状病灶大小约 2.90 cm×3.40 cm。骶椎前方病灶大小约 3.25 cm×1.19 cm。左臀肌间隙病灶大小约 1.13 cm×1.19 cm。大便正常，无便秘。评估结果：化疗有效，瘤体明显缩小，可行手术。患儿遂行"骶尾部联合盆腔肿物切除术"，腹盆腔肿物切除术术中所见：右侧腹膜后壁可见肿物 3 cm×1 cm，小心分离，见其为黄色淋巴结样，完全切除，肉眼无残留，逐层关腹。骶尾部肿物切除术术中所见：肿瘤位于骶尾骨处约 5 cm × 4 cm × 3 cm，深方与直肠粘连，有条索状深入盆腔，在肿瘤周围正常组织中分离，全部切除肿物及尾骨，手术顺利。术后病理：①骶尾：送检组织内纤维组织增生伴玻璃样变性，大量泡沫细胞形成伴少量炎细胞浸润，未见异型细胞。②盆壁淋巴结：未见淋巴结结构，镜下为纤维组织当中大量泡沫细胞形成伴炎细胞浸润。③骶骨：未见肿瘤浸润。结合术中所见及术后病理，根据 COG 危险分层，定为Ⅰ期中危。患儿化疗效果好，切除肿物中未见具有活性的肿瘤细胞，继续原方案化疗。术后第 1 轮化疗前复查 AFP 降至正常，为 5.5 ng/mL。术后连续 4 个疗程化疗。停化疗前全面评估，复查 AFP、生化、腹盆腔超声、增强核磁（图 60），均未见异常，停全部治疗。现停治疗 19 个月，规律复查超声、核磁及 AFP 均未见复发、转移。目前仍处于随访阶段。

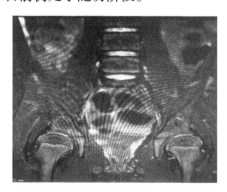

原发部位未见复发。

图 60　治疗结束时评估盆腔核磁

病例分析

患儿为 4 岁 5 个月学龄前儿童，以"无痛性骶尾部包块"起病，伴左腿痛，外院就诊过程中，逐渐出现排便改变，如便条变扁、排便困难。入我院时查体：心、肺查体未见异常；腹软，未触及包块；臀沟附近偏左侧皮肤可见淡褐色色素沉着，两侧臀部大小不对称，左侧偏大，饱满，触之较右侧质地稍硬，未触及明确包块。关于儿童的骶尾部占位，常包括以下几种：生殖细胞肿瘤、神经母细胞瘤、淋巴瘤、错构瘤等。最常见的是生殖细胞瘤。该患儿治疗前查 AFP 值明显增高，NSE 不高，结合腹盆腔超声、增强 CT 等影像学检查，首先考虑恶性生殖细胞瘤。而 hCG 正常，可排除其中的胚胎癌，故恶性畸胎瘤或内胚窦瘤可能性大，或为两者混合型。该患儿入院后经全面评估，应属于 I 期，但肿瘤范围大，出现压迫症状，并与髂血管紧邻，如果直接手术，具有一定难度，极易造成术中转移、术后复发，或肿瘤切除不彻底。故先行新辅助减容化疗。该患儿对化疗非常敏感，经过 4 个疗程的化疗，肿瘤明显缩小，肿瘤标志物下降至正常，大大降低了手术风险。术后病理结果提示未找到肿瘤细胞，也进一步说明化疗敏感，但不能明确病理分型，对预后判断有一定影响。术后继续 PEB 方案化疗，连续 4 个疗程。随后评估，包括：血常规、尿常规、早期肾功能损害，生化、AFP，心电图、心脏超声、原发部位超声及骶尾部增强核磁，均未见异常。停全部治疗。目前已经随访 1 年，未见复发或转移。该患儿对化疗敏感，预后相对好。但通过这个病例也提醒我们医师，术前减容化疗需要把握一定的"度"，即手术时间选择很重要，如果过度化疗，势必会和此病例一样，术后病理找不到肿瘤细胞，对分型、分期、判断预后有一定影响。

病例点评

性腺外生殖细胞瘤主要发生于尾骨、腹膜后、纵隔、大脑。发生于尾骨部位的恶性生殖细胞瘤，由于其影像学表现可见累及骶尾骨，进入椎管，出现下腔静脉及髂血管瘤栓等而需要与神经母细胞瘤进行鉴别。前者可见 AFP 和（或）hCG 的异常升高，后者可见 NSE 及 VMA 的异常升高，可资鉴别。最终鉴别还需病理。性腺外生殖细胞瘤的病理也常表现为多种组织亚型的混杂，尤其是良恶性成分的混杂，其疗效虽不及性腺生殖细胞瘤，但对化疗也十分敏感，以顺铂、依托泊苷、博来霉素组成的 PEB 方案，为被证实有效的常用化疗方案，可以明显杀伤肿瘤的恶性成分，使肿瘤明显缩小，配合手术完整切除，以及术后继续化疗，大部分患儿可获得良好预后。

该例患儿为典型骶尾部生殖细胞瘤患者，总结该病例诊疗经过，有以下几点需要我们注意：①骶尾部肿物可表现为外生型也可表现为内生型，当发现患儿大便形状异常或出现腿疼等症状时，要考虑到骶尾部生殖细胞瘤的可能，进行 CT、增强 CT 及相关肿瘤标志物的检查，及时诊断，及时治疗，并要注意与神经母细胞瘤进行鉴别。②生殖细胞瘤常为多种肿瘤组织亚型混杂，术前化疗使其恶性成分被杀伤，肿瘤组织出现变性、坏死，可能会导致术后病理找不到恶性成分。同时，由于良恶性成分分布的不同，某些组织切片有可能未取到恶性成分，遇到这种情况时，要尽可能进行薄层切片，同时多观察几个切片。③良性生殖细胞瘤有可能会转化成恶性生殖细胞瘤，造成复发，因此停药后要加强随访。

参考文献

1. MARKMAN M, LIU P Y, WILCZYNSKI S, et al. Phase Ⅲ randomized trialof 12 versus 3 months of maintenance paclitaxel in patients with advanced ovarian cancer after complete response to platinum and paclitaxel – based chemotherapy: A Southwest Oncology Group and Gynecologic Oncology Group trial. J Clin Oncol, 2003, 21 (13):

2460 - 2465.

2. BOOKMAN M A. Should studies of maintenance therapy bemaintained in women with ovarian cancer? J Gynecol Oncol, 2013, 24 (2)：105 - 107.

3. PECORELLI S, FAVALLI G, GADDUCCI A, et al. Phase Ⅲ trial of observation versus six courses of paclitaxel in patients with advanced epithelial ovarian cancer in complete response after six courses of paclitaxel/platinum - based chemotherapy：Final results of the After - 6 protocol 1. J Clin Oncol, 2009, 27 (28)：4642 - 4648.

018 骶尾部恶性生殖细胞瘤3

病历摘要

患儿女性，1岁8个月。主因"发现骶尾部肿物4天"入院。

现病史：入院前4天，家长无意中发现患儿骶尾部偏左侧皮肤有两枚片状红斑，大小约1 cm×2 cm，不突出皮面，周围无红肿、压痛，未予处理。2天后患儿骶尾部原红斑未见消退，又出现新的红斑，周边稍青紫，且周围渐膨隆，压之质硬，边界不清楚，按压时患儿哭闹，不伴腹痛、腹泻，无恶心、呕吐等症状，排便无异常。就诊当地市中医院，查骶尾部CT，结果提示：骶尾部占位性病变，建议上级医院就诊。遂转诊北京某专科医院，行腹部、骶尾部超声检查，腹部超声检查未见异常；骶尾部超声检查显示骶尾部实质性富血供占位：内胚胎窦瘤，并左侧盆壁淋巴结转移。在院外的检查过程中，患儿骶尾部包块逐渐增大，外凸大小约5 cm×5 cm，拒碰。为进一步治疗入我院。

入院查体：神志清楚。全身皮肤未见黄染及出血斑点，未见肝掌及蜘蛛痣。全身浅表淋巴结未触及肿大。心、肺查体未见异常。腹平软，未见肠型及蠕动波。全腹无压痛、反跳痛及肌紧张，未扪及包块，墨菲征（−），肝脾肋下未触及。肝脾区无叩痛，移动性浊音（−）。肠鸣音正常存在，4～5 次/分。外阴无异常。骶尾部正中部可触及一大小约 5 cm×5 cm 的包块，质硬，活动度差，边界不清，按压时患儿有哭闹，周围可见 3 枚大小不一的红斑，未突出皮面，周围无红肿。脊柱四肢无畸形，活动自如，关节无红肿畸形，双下肢无凹陷性水肿。双膝腱反射正常存在，双侧巴氏征未引出，克氏征（−）。

辅助检查：血常规、生化未见异常；AFP 204 267.70 ng/mL。hCG＜1.00 IU/L。

头颅 CT 显示：颅内各层未见异常密度灶，脑室系统大小、形态如常，脑沟、脑裂不宽，脑中线结构居中。骨窗观察颅骨骨质未见异常。

胸部 CT 提示（图 61）：双侧胸廓对称，两肺纹理增重，右肺下叶可见团块状密度增高影，边界尚清，密度不均，右下肺部分肺组织膨胀不全，两肺门结构对称无增大，纵隔位置居中，其内未见肿大的淋巴结，心影正常，大血管未见明显异常。印象：右侧胸腔积液，右肺下叶考虑转移灶，建议必要时增强扫描。

腹盆腔核磁（图 62）提示：左侧髂窝、骶骨周围间隙可见多发不规则团块状软组织影，边缘欠清晰，增强扫描可见不均匀强化，邻近结构移位；肝、脾及双肾实质未见明显异常强化影，腹部肠管间隙模糊，部分肠管稍扩张、未见气液平面。腹膜后间隙模糊，似可见结节状软组织影。印象：盆腔、左髂窝及骶骨周围间隙多发软组织肿块，不均匀强化，考虑恶性占位病变；腹膜后间隙结节状影，考虑肿大淋巴结。

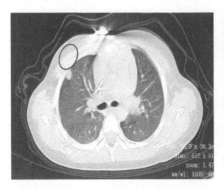

图 61　治疗前胸部 CT

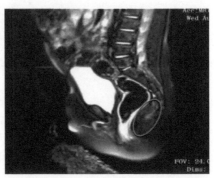

图 62　治疗前腹盆腔核磁

腹盆腔、骶尾部超声显示：肝不大，肝实质回声均匀，肝内外胆管无扩张，胆囊充盈，内未见结石。胰腺不肿，胰管无扩张。脾不大，实质回声均匀。双肾实质回声及结构未见异常，肾盂肾盏无扩张。可见数枚系膜淋巴结，大者约 1.6 cm×0.5 cm，形态未见异常。左腹膜后及两侧髂血管旁未见明显肿大淋巴结。骶尾部直肠后方可见中等回声包块，包绕尾骨生长，沿骶椎前方向上走行，形态不规则，范围约 4.9 cm×4.7 cm×7.0 cm，内回声不均匀，可见散在小囊状结构，较大者 0.5 cm×0.3 cm，与椎管内组织无关联。CDFI：可见丰富血流信号。左侧盆壁可见中等回声团，大小约 2.7 cm×2.8 cm×3.9 cm，内可见小囊状无回声，血供丰富。印象：目前腹部实质脏器未见异常，未见异常形态淋巴结；骶尾部实质性富血供占位：内胚窦瘤，并左侧盆壁淋巴结转移。

入院诊断： 骶尾部恶性生殖细胞瘤可能性大；肺转移瘤。

诊治经过： 评估临床分期为 Ⅳ 期，高危。根据 NCCN 指南行 PEB 方案化疗。术前行第 2 个周期化疗，具体化疗方案为：顺铂 9 mg，静脉滴注，第 1～第 5 天；依托泊苷 45 mg，静脉滴注，第 1～第 5 天；博来霉素 6.5 mg，静脉滴注，第 1 天。化疗后复查骶尾部超声见肿瘤缩小，查 AFP 下降（1259 ng/mL）。行第 3 周期化疗，具体方案为：顺铂 9 mg，静脉滴注，第 1 ~ 第 5 天；依托泊苷 45 mg，静脉滴注，第 1 ~ 第 5 天；博来霉素 7 mg，静脉滴注，第 1 天。化疗后再次复查 AFP 为 196.8 ng/mL。骶尾部超声：骶尾部瘤灶大小缩至 2.3 cm×1.7 cm×3.2 cm。骶尾部包块较入院明显缩小。胸部 CT（图 63）示：右肺下叶肺大疱，未见明显转移灶。随后行骶尾部肿物切除术，术中完整切除肿瘤及尾骨。术后病理：（骶尾部）内胚窦瘤，化疗后改变。术后 AFP 下降（21.37 ng/mL）。术后共行 6 个疗程的化疗，具体方案为：顺铂 9 ~ 10 mg，静脉滴注，第 1 ~ 第 5 天；依托泊苷 45 ~ 50 mg，静脉滴注，第 1 ~ 第 5 天；博来霉素 7 ~ 7.5 mg，静脉滴注，第 1 天。根据患儿体重、体表面积情况，化疗药物剂量微调。术后第 2 个疗程化疗结束后，AFP 降至正常。停全部治疗前，复查生化、AFP 均正常；盆腔超声及增强 CT、肺部 CT 检测未见复发及转移灶。停治疗后第 1 年，每 3 个月复查 1 次上述项目；第 2 年，每半年复查 1 次。目前复查和随访 20 个月，未见复发和转移。

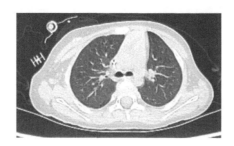

肺部转移灶消失。

图 63 2 个周期化疗、术前胸部 CT 评估

病例分析

患儿为 1 岁 8 个月幼儿，女性，以骶尾部包块为首发症状，无

跛行及排便困难。入院时查体：生命体征平稳，心、肺、腹未见异常；骶尾部可触及一大小约 5 cm×5 cm 的包块，质硬，活动度差，边界不清，按压时患儿哭闹明显，周围可见 3 枚大小不一的红斑，未突出皮面，周围无红肿。脊柱四肢、关节无畸形，活动自如，双下肢无凹陷性水肿。辅助检查：盆腔、骶尾部超声及增强核磁结果均提示骶尾部直肠后方一中等回声包块，包绕尾骨生长，沿骶椎前方向上走行，形态不规则，范围约 4.9 cm×4.7 cm×7.0 cm，内回声不均匀，可见散在小囊状结构，较大者 0.5 cm×0.3 cm，与椎管内组织无关联。肺部 CT 结果提示双肺多发结节团块影，考虑转移性病变。根据以上两项检查，已经可以明确骶尾部包块的性质属于恶性肿瘤。骶尾部是性腺外恶性生殖细胞瘤的好发部位，从病理分型看，包括骶尾部恶性畸胎瘤、卵黄囊瘤（内胚窦瘤）、胚胎癌、绒毛膜癌等。该患儿发病时的 AFP 值为 204 267.70 ng/mL，hCG 正常，故术前诊断首先考虑骶尾部的畸胎瘤或内胚窦瘤，非胚胎癌。临床最多见的是含有两种或两种以上成分的生殖细胞瘤。骶尾部生殖细胞瘤从解剖位置看，可以分为显露型、隐匿型、混合型。显露型是肿瘤主要从尾骨周围向外生长，可以偏于一侧臀部，该类型早期易被发现，不易延误诊断。隐匿型是肿瘤位于骶尾骨前方，仅纵行生长，瘤体巨大，常因压迫症状出现后被发现，如大小便困难等，易延误诊断和治疗。混合型为包括上述两种类型。该患儿属于混合型。肿瘤长轴沿椎体前方纵行生长，前后径、横径向外生长。故我们查体时臀部表面可以触及包块。从患儿家长发现病变到住院，时间不足 1 周，肿瘤生长快，已经发生肺部转移，不仅说明肿瘤恶性度高，且不排除肿瘤隐匿生长时没有被及时发现，延误病情。另外，由于骶尾部结构复杂，且肿瘤与直肠、骶前或腹部血管粘连，解剖层次不清，致使手术难度增大，

笔记

影响切除效果，甚至会损伤肿瘤相邻组织脏器，导致术后严重并发症。因此，宜先行化疗，消灭转移灶、肿瘤缩小、肿瘤标志物下降，再行手术治疗。该患儿目前已经停化疗 20 个月，期间多次复查，未见复发及转移。但由于就诊时已经发生肺部转移，属于高危，预后不良，需嘱家长严格按规定时间进行全面复查，尽量避免延误病情。

病例点评

骶尾部生殖细胞瘤临床表现为骶尾部肿物、便秘、排尿异常、失禁、下肢活动障碍等。肿瘤标志物 AFP 异常升高主要见于卵黄囊瘤、畸胎瘤。hCG 异常升高主要见于绒毛膜癌、精原细胞瘤、无性细胞瘤、胚胎癌、畸胎瘤。按照 COG 分期标准，颅外、性腺外生殖细胞瘤分为 4 期。①Ⅰ期：为局限性病灶，肉眼下肿瘤可完全切除，切缘无镜下残余，局部淋巴结阴性，术后一个半衰期后肿瘤标志物正常。骶尾部病灶完整切除尾骨。②Ⅱ期：肉眼下肿瘤可完全切除，有镜下残余，肿瘤侵犯包膜，淋巴结阴性，肿瘤标志物不能下降至正常或增加。③Ⅲ期：肿瘤切除后肉眼残余或仅取活检，肉眼淋巴结侵犯（> 2 cm）。④Ⅳ期：远距离转移包括肝、脑、骨、肺。按照 COG 危险度分级标准，Ⅰ～Ⅱ期性腺外生殖细胞肿瘤为中危。Ⅲ～Ⅳ性腺外生殖细胞瘤为高危。

该例为发生肺转移的Ⅳ期骶尾部生殖细胞瘤，为高危患儿，总结该例病例资料，有以下几点需要注意：①生殖细胞瘤在影像学上多表现为囊实性包块，实性成分多，其恶性程度高。该例以实性成分为主，早期即发生了远处转移。提醒我们，对这类患者治疗要积极，疗程要长，随访要密切。②生殖细胞瘤对化疗敏感，术前 PEB

方案能有效控制疾病的进展，再配合手术完整切除原发灶，术后继续 PEB 方案化疗，可完全消除肺部转移病灶。③AFP 是生殖细胞瘤的肿瘤标志物之一，动态观察其变化，对判断肿瘤的变化有帮助。目前的治疗策略为：AFP 正常后再维持化疗 4～6 个疗程，方可停药观察。④有学者认为 PEB 方案中的博来霉素不良反应大，容易导致肺纤维化，而尝试用异环磷酰胺代替博来霉素，形成 PEI 方案。该例患儿术前术后共用 PEB 方案 9 个疗程，随访 1 年余，未见肺纤维化等不良反应，说明该方案早期安全性良好，将来随着随访时间延长，会不会出现肺纤维化，尚有待进一步观察。由于 PEB 方案疗效确切，我们仍建议对高危颅外、性腺外生殖细胞瘤首选 PEB方案。

参考文献

1. STRAUSS H G, HENZE A, TEICHMANN A, et al. Phase Ⅱ trial of docetaxel and carboplatin in recurrent platinum – sensitive ovarian, peritoneal and tubal cancer. Gynecol Oncol, 2007, 104 (3)：612 – 616.

2. KUSHNER D M, CONNOR J P, SANCHEZ F, et al. Weekly docetaxel and carboplatin for recurrent ovarian and peritoneal cancer：A phase Ⅱ trial. Gynecol Oncol, 2007, 105 (2)：358 – 364.

3. GLADIEFF L, FERRERO A, DE RAUGLAUDRE G, et al. Carboplatin and pegylated liposomal doxorubicin versus carboplatin and paclitaxel in partially platinum – sensitive ovarian cancer patients：Results from a subset analysis of the CALYPSO phase Ⅲ trial. Ann Oncol, 2012, 23 (5)：1185 – 1189.

笔记

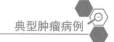

019 骶尾部恶性生殖细胞瘤 4

病历摘要

患儿女性，1岁8个月，主因"发现骶尾部肿物20余天"入院。

现病史：入院前20余天家长无意间发现骶尾部包块，大小约鹌鹑蛋大小，红肿，质韧，活动度差。伴大便困难，不伴大便形状异常，小便正常。无发热、腹痛。于当地医院行腹部CT、骶尾部超声示：骶尾部约6.5 cm×6.1 cm大小占位，考虑骶尾部畸胎瘤。未行特殊处置。就诊期间骶尾部包块逐渐增长，大便变细，排便时哭闹。入院前1周就诊于北京市某医院，行骶尾部及腹部超声：约6 cm×6 cm×5.9 cm占位，考虑神经源性肿瘤，建议先行化疗，待肿瘤缩小后再行手术治疗明确性质。为进一步诊治入我院。

入院查体：神志清楚，无贫血貌，全身浅表淋巴结未触及肿大。心、肺未见异常。腹平软，未触及明显包块。肝脾肋下未触及，肠鸣音正常。臀部可触及一大小约6 cm×6 cm包块，质硬，活动度差，皮肤颜色较正常皮肤青紫，无压痛。双下肢无水肿。

辅助检查：血常规：C-反应蛋白<0.5 mg/L，白细胞9.87×10^9/L，中性粒细胞4.42×10^9/L，血红蛋白135 g/L，血小板370×10^9/L。AFP 56 159 ng/mL（0～13.6），hCG正常，NSE 34.76 ng/mL，癌胚抗原1.7 ng/mL（<5.09），糖类抗原19-9 90.82 IU/L（<37.00）。小儿生化：总胆固醇5.21 mmol/L，LDH 373 IU/L，羟丁酸脱氢酶341 IU/L，磷酸肌酸激酶MB 34 IU/L。

骶尾部超声：骶尾部可见一包绕尾骨生长的囊实性包块，范围约 6.3 cm×6.0 cm×5.9 cm，边缘分叶状，实性部分呈稍低回声，内可见小点状、结节状钙化，以及较丰富血流信号。瘤灶边缘被膜下可见液区，范围约 1.5 cm×3.9 cm×3.9 cm，余瘤灶内可见散在小液区。病灶沿骶椎后方进入椎管内，范围约 2.2 cm×1.2 cm×0.4 cm。瘤灶将直肠向前推移，与直肠分界尚可。瘤灶毗邻周围软组织回声增强，其上方皮层回声不均，内可见多发条索状低回声，未见液性区。印象：骶尾部囊实性占位，考虑神经源性肿瘤，累及骶椎椎管内，瘤灶被膜下积血。

胸部 CT（图 64）：平扫肺窗显示两肺纹理清晰，走向分布无异常，双肺胸膜下见多发结节影，边界欠清。纵隔窗显示两肺门无增大，气管支气管通畅，脂肪间隙清晰，纵隔未见肿大淋巴结，胸腔内未见明显积液。胸膜不厚。印象：双肺内多发结节，考虑转移瘤？请结合临床病史。

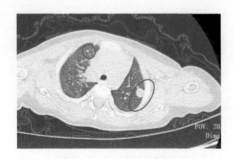

图 64　治疗前胸部 CT

入院诊断： 骶尾部恶性混合性生殖细胞瘤。

诊治经过： 给予行 3 轮化疗：博来霉素（15 mg/m^2），7 mg，静脉点滴，第 1 天；顺铂［20 mg/(m^2·d)］，9 mg，静脉点滴，第 1～第 5 天；依托泊苷［100 mg/(m^2·d)］，48 mg，静脉点滴，第 1～第 5 天，后复查骶尾部增强核磁（图 65）示肿瘤较入院时缩小，

AFP 逐渐降低，术前肿瘤大小约 4.03 cm×3.17 cm×3.58 cm，AFP 166.2 ng/mL。在全麻下行骶尾部肿物切除术，手术顺利。术后病理（图 66）回报：（骶尾部）符合恶性混合性生殖细胞瘤（畸胎瘤 + 卵黄囊瘤）并化疗后改变，卵黄囊瘤已全部坏死。肿瘤组织镜下见分化成熟的纤维、脂肪、神经纤维、上皮及片状脑组织等，并可见大片状泡沫样组织细胞反应，未见未成熟神经管、胚胎癌等其他恶性生殖细胞瘤成分。免疫组化：（外院）AFP（＋），CK（＋），S-100（＋），Ki-67（1%＋），NF（＋），Vimentin（＋），PIAP（－），CD68（组织细胞＋），CD99（－）。术后行 7 轮化疗（博来霉素 + 顺铂 + 依托泊苷）（剂量同前），第 2 轮化疗前 AFP 恢复正常 3.19 ng/mL。2 轮化疗后复查胸部 CT 转移灶消失。7 轮化疗后复查骶尾部核磁（图 67）：右侧骶骨翼异常信号影，与前片比较为新发，转移不除外。后追加两轮化疗，具体方案：长春新碱（1.5 mg/m²）0.8 mg，静脉推注，第 1 天；异环磷酰胺（1.2 g/m²）0.5 g，静脉点滴，第 1 ~ 第 5 天；卡铂（360 mg/m²）200 mg，静脉点滴，第 1 天。再次复查骶尾部核磁（图 68），骶骨翼骨转移灶消失。现已停止化疗复查 2 年，未见肿瘤复发及转移。

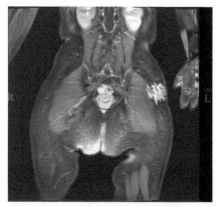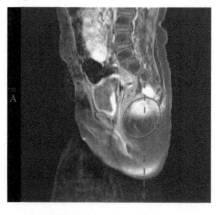

骶尾部囊实性占位；椎管内肿瘤消失。

图 65　3 个周期化疗后、术前评估骶尾部核磁

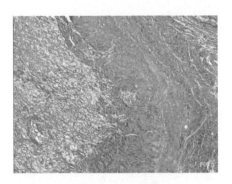

图 66　术后病理

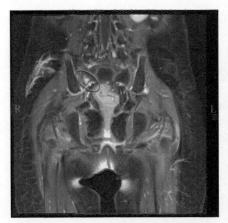
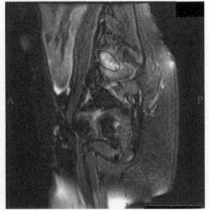

右侧骶骨翼发现新发异常信号影，疑似转移。

图 67　手术后 7 周期化疗后骶尾部评估增强核磁

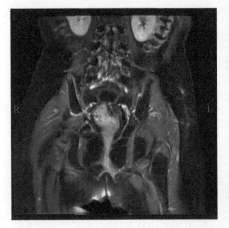
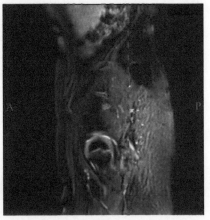

图 68　追加 2 周期化疗后评估骶尾部增强核磁

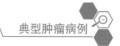

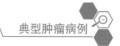

病例分析

患儿女性，发病年龄为 1 岁 8 个月，临床以"无痛性骶尾部包块"起病，无发热，包块进行性增大，伴排大便困难及大便形状的异常；查体包块质韧，无压痛，边界不清；超声显示包绕尾骨生长的囊实性包块，边缘分叶状，内可见小点状、结节状钙化，以及较丰富血流信号，病灶沿骶椎后方进入椎管内。AFP 显著升高，hCG 正常。根据发病年龄、性别、包块部位和性质、影像检查结果及 AFP 结果，临床诊断骶尾部恶性生殖细胞瘤。患儿术后病理结果显示：符合恶性混合性生殖细胞瘤（畸胎瘤 + 卵黄囊瘤）并化疗后改变，卵黄囊瘤已全部坏死。该患儿符合典型的骶尾部恶性生殖细胞瘤表现。术前肺部 CT 显示双肺胸膜下有多发小结节影，考虑合并有远处转移，故分期为Ⅳ期。

骶尾部又称为骶前间隙或直肠后间隙，一般是骶尾骨前方及侧方的区域，其内含有多种组织结构如脂肪、血管、神经丛、淋巴结等，发生于此部位的肿瘤种类繁多。由于骶尾部肿瘤部位深在，临床上缺乏特异性，很难做到早期诊治。胎儿期的骶尾部生殖细胞瘤一部分是在胎儿期产检时超声发现。出生后发生的骶尾部生殖细胞瘤多数是因肿物巨大而触及盆腔或腹腔包块，压迫周围组织出现排尿、排便困难时发现。在日常诊疗过程中，对于出现骶尾部包块者，我们在想到骶尾部生殖细胞瘤的同时，需要与脊膜膨出、椎管内外哑铃状脂肪瘤、潜毛性囊肿及皮样囊肿等骶尾后中线肿瘤相鉴别。骶尾部畸胎瘤合并感染时，与肛周脓肿易混淆。通过直肠指检、影像学检查及肿瘤标志物的检测，可以进行鉴别。

直肠指检可以触及有无骶前肿块，可与骶尾后肿瘤进行鉴别。

影像学方面常用的检查有超声、MRI 及 CT。根据骶尾部包块的囊实性表现不同，分为囊性、囊性为主的囊实混合性、实性为主的囊实混合性及实性 4 组，MRI、CT 均能够准确显示肿瘤的位置、形态、大小、范围、内部组织成分及与周围组织的关系等，为肿瘤手术治疗方案的制订提供更多信息。以实性、囊实性成分或实性肿瘤伴明显坏死为主的肿瘤多提示恶性，尤其是肿瘤内实性成分达 50% 以上并伴有实性成分明显强化者，但需除外具有明显良性特征的肿瘤，即边界清楚、形态规则、密度均匀并均匀强化的肿瘤，如节细胞神经瘤；以囊性成分为主的肿瘤大多提示良性。骶尾部恶性生殖细胞瘤中以卵黄囊瘤和胚胎癌最常见，两者均能分泌 AFP 使血清 AFP 升高，因此，对于骶尾部生殖细胞瘤患儿检测血清 AFP 有助于辅助鉴别肿瘤的良恶性。

对于骶尾部生殖细胞瘤，在初发时的治疗选择上，一经发现，应尽早行手术切除；如估计肿瘤为恶性畸胎瘤或胚胎癌不能手术切除时，宜先做化疗，待肿瘤缩小后再试行手术切除。恶性生殖细胞肿瘤对化疗敏感，多数肿瘤化疗后明显缩小，及时诊断时已经出现大小便困难等表现，也首先推荐化疗，能很快缓解症状，而不推荐外科干预或放疗。如果已经出现肺转移等，同样需要术前化疗，消灭转移灶后再手术切除原发肿瘤。该患儿发病时即显示肿瘤侵入椎管且肺部有转移，故采取先化疗后手术顺序进行治疗。对于化疗，化疗方案根据肿瘤的分期不同，选取不同的化疗方案及疗程，常用的化疗方案有 PEB（博来霉素、VP-16、顺铂）、PVB（顺铂＋长春新碱＋博来霉素）、JEB（博来霉素、依托泊苷、卡铂）、CISCA（顺铂＋环磷酰胺＋阿霉素），根据患者具体情况，选择不同疗程。对于 PEB、JEB 方案，根据患者具体情况，使用 4～10 个疗程不等。对于该患儿，使用 PEB 方案化疗，准备停药前复查骶尾部核磁发现右侧骶骨翼新发异常信号影，转移不除外。考虑到已用化疗药物累积剂量及损伤、耐药，更换化疗方案化疗 2 个疗程后骶骨转移灶消失后停药。现已停止化疗复查 2 年，未见肿瘤复发及转移。

病例点评

生殖细胞肿瘤是一组具有分化为不同细胞潜力特点的肿瘤，在同一肿瘤中有不同类型细胞的混合，性腺外的这类肿瘤多在中线上。性腺外生殖细胞瘤最好发的部位依次是骶尾部、腹膜后、纵隔和脑的松果体区。小儿生殖细胞瘤中 70% 位于性腺外。骶尾部是小儿性腺外生殖细胞瘤最好发的部位，小儿骶尾部生殖细胞瘤的患病率女性大于男性［男：女 ≈ 1 :（2 ~ 4）］，新生儿及婴幼儿多见。骶尾部生殖细胞瘤大多数为良性，恶性病例也可为良性畸胎瘤恶变或恶性复发而来。

小儿骶尾部生殖细胞瘤好发于新生儿及婴幼儿。发现骶尾部包块是其主要临床表现，部分患儿可因肿瘤压迫或浸润椎管等表现为大小便障碍、低位肠梗阻、下肢乏力或功能障碍。新生儿时期行肛门直肠检查对于小儿骶尾部畸胎瘤的筛查十分重要。AFP 是胎儿期最早出现的血浆结合蛋白。卵黄囊瘤细胞具备分泌 AFP 的功能，使血清 AFP 含量升高。成熟型畸胎瘤不含卵黄囊组织等恶性成分，故血清 AFP 检测值不升高。血清 AFP 含量检测是常用于判断良恶性畸胎瘤的重要方法，并在术后随访中作为检测肿瘤有无恶性复发或转移的重要手段之一。AFP 在新生儿时期存在生理性增高，胎儿出生后逐渐下降，至 9 个月龄时才恢复至正常成人水平。骶尾部生殖细胞瘤多发生于新生儿及小婴儿，因此，对于小于 9 个月龄的婴儿骶尾部生殖细胞瘤患者以 AFP 检测值辅助判断包块良恶性时，需注

笔记

意排除 AFP 生理性增高的假象。

骶尾部生殖细胞瘤一经确诊，应尽早接受手术切除治疗，新生儿畸胎瘤 90% 以上为良性，其恶变可能性随年龄的增大而升高。对于不能一期手术完整/完全切除肿瘤的恶性畸胎瘤患儿，应先行术前新辅助化疗促进肿瘤缩小、血管萎缩、肿瘤边界清楚，以期有利于二期手术完整切除肿瘤。术后根据肿瘤分期不同予以不同疗程的化疗，常用化疗方案包括 PEB、PVB、HD-PEB、JEB 等。

该病例为骶尾部恶性生殖细胞瘤，在诊断时即已发生远处转移。总结该病例特点，有以下几点值得我们注意：①对于出现排便困难的新生儿及婴幼儿，首先家属要及时就诊，其次医师要高度重视，积极行骶尾部超声检查，早期发现骶尾部肿瘤压迫所导致的排便困难，避免漏诊及误诊而延误诊断，影响疗效。②AFP 作为恶性生殖细胞瘤的肿瘤标志物，发病时可以作为筛查指标，治疗中及停药后根据其水平监测是否复发。但是某些生殖细胞瘤患者，疾病进展或复发时并无 AFP 的变化，因此在治疗过程中，除了规律复查 AFP 之外，影像学的评估同等重要，以尽早发现复发或转移灶。③在肿瘤化疗方面，要求密切关注化疗药物损伤，该患儿术前术后共用 PEB 方案 10 个疗程，该治疗方案中，当博来霉素达到一定累积剂量时可发生不可逆肺纤维化，而顺铂可以造成不可逆听力损伤及肾损害，故要注意化疗疗程、药物损伤及肿瘤耐药问题，要根据具体情况，必要时更换化疗方案，以求有更好的疗效及生存质量。

参考文献

1. 张金哲. 现代小儿肿瘤外科学. 北京：科学出版社，2009.

2. 王希思，马晓莉，周春菊，等. C - PEB 方案联合手术治疗儿童恶性生殖细胞瘤 3 例并文献复习. 中国小儿血液与肿瘤杂志，2012，17（1）：20 - 21，25.

3. 施全，陈文静，廖秋林，等. 儿童及青少年生殖细胞肿瘤的临床病理特征与文献复习. 中国妇幼保健，2016，31（24）：5381 - 5385.

笔记

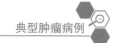

020 卵巢恶性生殖细胞瘤

病历摘要

患儿女性，3岁7个月，主因"间断腹痛半个月，超声发现盆腔肿物5天"入院。

现病史： 入院前半个月，患儿无明显诱因出现腹痛，右下腹为著，呈阵发性剧烈疼痛，发作时不伴恶心、呕吐、腹泻，无发热，就诊于当地医院，行腹部超声检查，结果提示：腹部多个结节，大小约3 cm（未见报告单）。予头孢类药物（具体药物及剂量不详）口服治疗，连续3天，腹部疼痛症状较前稍缓解。10天后患儿再次出现阵发性腹痛，性质同前，伴发热，体温最高39.3 ℃，无寒战，予布洛芬栓剂后可降至正常，无恶心、呕吐，无咳嗽、流涕，于当地医院就诊，怀疑阑尾炎、卵巢囊肿，建议转上级医院治疗。5天前转诊当地市儿童医院，行腹部超声检查，结果提示：右侧卵巢实性为主的囊实性占位，同侧输卵管增粗，内血管迂曲扩张，腹腔少量积液，考虑右侧卵巢恶性畸胎瘤。为进一步治疗入我院。

入院查体： 体温正常，神志清楚。全身皮肤未见黄染及出血斑点，未见肝掌及蜘蛛痣。全身浅表淋巴结未触及肿大。心、肺未见异常。腹膨隆，未见肠型及蠕动波；全腹无压痛、反跳痛及肌紧张，脐周腹围47 cm，下腹可触及大小约9 cm×7 cm的包块，质硬，活动度差，边界清楚，墨菲征（−），肝脾肋下未触及。肝脾区无叩痛，移动性浊音（−）。肠鸣音正常存在，4~5次/分。外阴无异

笔记

常。脊柱四肢无畸形，活动自如。

辅助检查：AFP > 60 500 ng/mL。hCG < 2.00 mIU/mL。胸部CT：未见明确转移病灶。腹盆腔超声：右侧附件区可见一囊实性包块，总范围约 8.9 cm × 4.3 cm × 9.1 cm，内可见囊区及片状钙化区，范围约 3.5 cm × 3.6 cm × 3.0 cm，其中较大囊范围约 1.3 cm × 0.8 cm。CDFI：实性区内可见血流信号，右侧输卵管增粗，宽约 1.0 cm，其内可见扩张动、静脉，部分扩张静脉可向上走行汇入至下腔静脉，浑浊腹水，深约 3.7 cm。左侧卵巢大小约 2.1 cm × 0.7 cm，内较大卵泡 0.3 cm × 0.3 cm。肝不大，肝实质回声均匀，肝内外胆管无扩张，胆囊充盈，透声可，腔内未见异常回声。胰腺不肿，胰管无扩张。脾不大，实质回声均匀。双肾实质回声及结构未见异常，肾盂肾盏无扩张，膀胱内可见尿液沉渣，可见系膜淋巴结，大者约 2.0 cm × 1.0 cm，部分系膜肿胀。印象：①考虑右侧卵巢恶性生殖细胞肿瘤；②浑浊腹水。

入院诊断：卵巢恶性生殖细胞瘤？

诊治经过：术前根据腹部超声、AFP 数值升高，考虑为卵巢恶性生殖细胞瘤。行术前新辅助化疗。根据 NCCN 指南采用 PEB 方案（顺铂、依托泊苷、博来霉素），具体方案为：顺铂 11 mg，静脉滴注，第 1 ~ 第 5 天；依托泊苷 55 mg，静脉滴注，第 1 ~ 第 5 天；博来霉素 8 mg，静脉滴注，第 1 天。连续 3 个疗程。化疗结束后评估，盆腔增强 CT 检查（图 69）提示：盆腔内可见大小约 4.9 cm × 4.3 cm 的团块状影，其内密度混杂，可见脂肪密度及钙化灶。AFP 52.71 ng/mL。评估结果：瘤体较前明显缩小，肿瘤标志物明显下降。随后行右卵巢肿物切除术。术中所见：腹腔无明显渗液，沿结肠表面全部剥除大网膜，见大网膜上散在小淋巴结，扁圆，直径 0.5 ~ 1 cm，右卵巢被肿瘤占据，包膜白色，约 5 cm × 4 cm × 4 cm，表面有破裂，约 1 cm×0.8 cm，内为黄色物，表面有粘连索条，结扎卵巢系膜及血管，连右输卵管一并切除，探查左侧卵巢大小及色泽正常。术后病理回报：（右侧卵巢）恶性混合性生殖细胞肿瘤（成熟型畸胎瘤 WHO 0 级 + 卵黄囊瘤）并化疗后改变。另见输卵管、脂肪及淋巴结（0/2）均未见肿瘤累及。肿瘤组织内见分化成熟的上皮、软骨、脑组织等，并可见灶状卵黄囊瘤成分；瘤组织有大片泡沫状组织细胞反应及灶状陈旧性出血。免疫组化：AFP（ + ），GPC3（ + ），CK（ + ），Ki- 67（5% + ），CD68（组织细胞 + ），CD117（少许 + ），CD30（ － ），PLAP（少许 + ），hCG（ － ），a-Inhibin（灶状 + ）。术后继续行化疗，方案同术前。4 个疗程化疗后停全部治疗。目前已经规律复查 19 个月，未见复发和转移。现仍处于随访中。

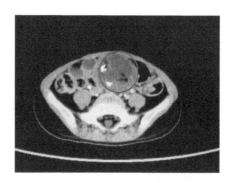

图 69　3 个周期化疗后、术前评估盆腔 CT

病例分析

　　患儿为学龄前女童，以腹痛为首发症状，间断伴发热。入院时查体：生命体征平稳，腹软，膨隆，未见肠型及蠕动波；全腹无压痛、反跳痛及肌紧张，脐周腹围 47 cm，下腹可触及大小约 9 cm×7 cm 的包块，质硬，活动度差，边界清楚，墨菲征（ － ），肝脾肋下未触及。肝脾区无叩痛，移动性浊音（－）。肠鸣音正常存在，4～5次/分。外阴无异常。辅助检查：腹盆腔超声及增强CT结果均提示右侧卵巢实性为主的囊实性占位，同侧输卵管增粗，内血管迂曲扩张，腹腔少量积液，左侧卵巢正常。结合AFP大于60 500 ng/mL，说明恶性肿瘤可能性大。儿童卵巢恶性肿瘤主要包括3种重要的细胞类型：生殖细胞来源的卵巢肿瘤，占70%；性索/基质来源的卵巢肿瘤，占10%～15%；上皮来源的卵巢恶性肿瘤，约占10%。极少见的是其他肿瘤累积卵巢，如白血病、淋巴瘤等。该患儿AFP高，说明肿瘤为恶性生殖细胞瘤的可能性大。而hCG正常，可以排除其中的胚胎癌、绒毛膜上皮癌。最终诊断为恶性畸胎瘤或卵黄囊瘤（内胚窦瘤），还是混合性生殖细胞瘤，需靠术后病理。由于肿瘤巨大，肿瘤标志物高，不适宜立即手术。故先行术前减容化疗。经过术前3个周期的化疗后，肿瘤明显缩小，肿瘤标志物显著下降，随后行手术治疗。任何年龄段的小儿卵巢恶性肿瘤，一经诊断，都需实施标准的卵巢肿瘤根治术，宜采用开放式手术，而非腔镜手术。手术切除范围包括：同侧卵巢＋同侧附件＋大网膜切除。该患儿便采用了此术式。术中探查对侧卵巢，未见异常。术后病理为：卵巢恶性混合型生殖细胞瘤，送检淋巴结未见转移瘤细胞。术后继续化疗，至AFP降至正常后，再行4个周期的化疗后停全部治疗。该患儿的肿瘤局限在单侧卵巢，近处及远处均无转移，治疗及时，预后较好，但需要严密随访。

📋 病例点评

生殖细胞瘤是一组异质性很强的恶性肿瘤，起源于原始生殖细胞，在儿童中比较罕见，占所有儿童恶性肿瘤的3%～4%。发病年龄主要在 1 岁以内，1 岁后发病率下降，至青春期后出现第二个高峰。生殖细胞瘤以女孩多见，但恶性生殖细胞瘤则男孩更多见。生殖细胞瘤的临床表现、组织学、生物学特点存在显著差异，包括了良性和恶性组织学。在组织学上，依据恶性度降阶梯排序，生殖细胞瘤的类型包括：绒毛膜癌、胚胎性癌、卵黄囊瘤、精原细胞瘤、畸胎瘤（未成熟和成熟）。出生时确诊的畸胎瘤多为良性畸胎瘤，出生 6 个月后确诊的畸胎瘤多为恶性。所有生殖细胞瘤中，70% 以上原发部位在非睾丸部位，包括尾骨、腹膜后、卵巢、纵隔、大脑。大部分生殖细胞瘤为散发性突变，但环境暴露和其他遗传畸变也发挥了作用。在任何一种单一的生殖细胞瘤中，可能混合有多种组织学亚型。卵巢生殖细胞瘤在儿童中非常罕见，大约占儿童肿瘤的 1%。良性及恶性卵巢细胞肿瘤均具有良好的预后。有文献报道，将肿瘤直径 75 mm 作为界限是术前评估良恶性的一项重要指标。卵巢恶性生殖细胞瘤采取手术完整切除配合辅助化疗可获得很好疗效。对单侧肿瘤行单侧输卵管 - 卵巢切除术，双侧肿瘤采取双侧卵巢 - 输卵管切除，尽可能保留部分卵巢，保留生殖功能。生殖细胞瘤对化疗、放疗均敏感。当化疗后肿瘤缩小不明显，仍有大块肿瘤存在，应考虑可能为混杂的良性成分，及时予以完整切除。

近 20 年来，铂类药物的介入，使生殖细胞瘤的预后得到极大改善。主要的化疗药物包括：顺铂或卡铂、依托泊苷、长春新碱或长春碱、博来霉素、环磷酰胺和异环磷酰胺。目前主要采用 PEB 方案。一些协作组考虑到博来霉素的肺纤维化等毒副作用，而尝试采用异环磷酰胺替代博来霉素，组成 PEI 方案治疗。

就预后而言，目前生殖细胞瘤是儿童恶性肿瘤中预后最好的一种。早期性腺内生殖细胞瘤的 5 年生存率达 95% 以上，进展期患儿可达 85% 以上。性腺外生殖细胞瘤预后相对较差，以纵隔生殖细胞瘤最差，4年生存率也可达到70%。

该例患儿为典型性腺混合生殖细胞瘤，总结该病例有以下特点需要注意：①生殖细胞瘤好发于小年龄段及青春期，对小年龄段腹痛患儿，门诊医师多只进行腹部超声检查，而忽略了盆腔病变的检查，该病例提醒我们，在进行腹部超声检查时，要注意加做盆腔超声检查，必要时进行腹盆腔 CT 检查，以及肿瘤标志物 AFP、hCG 检查，以便早期发现病灶。②对女性腹痛患儿，要注意卵巢蒂扭转，尤其患有卵巢囊肿或卵巢生殖细胞瘤的患儿，容易发生卵巢蒂扭转，需要紧急外科处理。要依靠超声，甚至 CT 及时诊断。③生殖细胞瘤异质性强，多为良恶性成分混杂，对化疗的敏感程度因两种成分的比例不同而不同，如果化疗效果差，可能良性成分多，要及时进行手术切除。④生殖细胞瘤的影像学检查虽无特殊表现，但对术前良恶性的判断有一定帮助。在 CT 检查中，可表现为巨大实性包块，也可表现为囊实性包块，肿瘤内可见钙化/骨质，增强扫描后，实性部分多呈不均匀强化。实性成分多为恶性，脂肪含量高多为良性，囊性成分多为良性。如果发现有骶、尾骨破坏，肿瘤进入椎管，下腔静脉、髂血管内有瘤栓，肿瘤内有扩张、迂曲的血管穿行等，多为恶性。结合 AFP、hCG 检查，可帮助术前判断。⑤生殖细胞瘤组织病理检查，可见多种成分混杂，尤其是良恶性成分混杂。

参考文献

1. YOUNG R C, WALTON L A, ELLENBERG S S, et al. Adjuvant therapy instage I and stage II epithelial ovarian cancer. Results of two prospective randomized trials. N Engl J Med, 1990, 322 (15): 1021 - 1027.

2. WINTER - ROACH B A, KITCHENER H C, DICKINSON H O. Adjuvant (post - surgery) chemotherapy for early stage epithelial ovarian cancer. Cochrane Database Syst

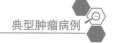

Rev, 2009, 3：CD004706.

3. HOGBERG T, GLIMELIUS B, NYGREN P, et al. Asystematic overview of chemotherapy effects in ovarian cancer. Acta Oncol, 2001, 40 (2/3)：340－360.

021　肾上腺皮质癌

病历摘要

　　患儿女性，5 岁，主因"面部及躯干部皮疹 1 年余，发现右腹部无痛性包块 10 余天"入院。

　　现病史：入院前 1 年患儿无明显诱因出现颜面部皮疹，表现为局限性粉刺、炎性丘疹、脱屑性红斑样皮疹，伴多饮、多食，无声音低哑、喉结突出等男性化体征，无乳房发育、第二性征，无月经，就诊于当地医院，诊断"痤疮"。间断给予抗感染、外用激素治疗（每月 1～2 次），症状无明显缓解，皮疹数量及面积逐渐增大，且躯干部出现新发痤疮样皮疹，并出现体毛增多、阴蒂发育、声音变粗。再次就诊于当地医院。检查结果：促肾上腺皮质醇激素（ACTH）＜5.0（0～46）pg/mL；黄体酮 5.420（女卵泡期 0.2～1.5）ng/mL。性激素组合：雌二醇 64.91 pmol/L，促卵泡生成激素 0.39 IU/L，黄体生成素＜0.07 IU/L，催乳素 103.72 mIU/L，血睾酮 7.15 nmol/L。血皮质醇 11.8 μg/dL。骨龄 8 岁。腹部超声提示：右肾上腺区可见一实性占位，大小约 9.0 cm×6.5 cm×7.3 cm，边界清楚，外形近似球体，内部不均匀低回声基础上可见多发钙化灶，其内可见条状血流信号。考虑右侧肾上腺区实性占位，未见异

147

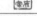

常淋巴结转移。胸部 X 线片示：肺纹理模糊、增多。骨髓细胞学检查：未见异常。VMA/HVA 正常；NSE 46.1 ng/mL。腹部增强 CT（图 70）结果提示：右侧肾上腺可见类圆形实性占位影，大小约 6.8 cm×5.7 cm，边界尚清，其内密度欠均匀，CT 值 17～396 HU，增强扫描病变呈不均匀强化，右肾上极受压略移位，肝脏大小、形态、密度未见明显异常，肝内、外胆管未见明显扩张，胰腺、胆囊、脾脏及左肾大小、形态、密度未见明显异常，未见腹水及腹膜增厚，腹膜后未见明显增大淋巴结，腹膜后大血管未见明显异常。为进一步诊治入我院。

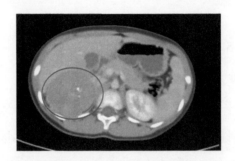

图 70　治疗前腹部 CT

入院查体： 血压 115/80 mmHg，呈向心性肥胖，精神可，满月脸，颜面部、躯干可见密集痤疮样皮疹，全身浅表淋巴结未触及肿大，心、肺查体未见异常。腹软，无压痛，肝脾肋下未触及，未触及明显包块，肠鸣音正常。会阴部可见阴毛，稀疏，阴蒂肥大。

辅助检查：

骨龄：腕部出现 8 个骨化中心，掌指骨及尺桡骨预备钙化带光整，二次骨化中心发育。诸骨质结构完整，未见破坏。软组织未见肿胀。骨龄相当于 8 岁。

血清激素检查：促肾上腺皮质醇激素（ACTH）<5.0(0～46) pg/mL；黄体酮（女卵泡期 0.2～1.5）5.420 ng/mL。性激素组合：雌二醇

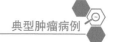

64.91 pmol/L，促卵泡生成激素 0.39 IU/L，黄体生成素 < 0.07 IU/L，催乳素 103.72 mIU/L，睾酮 7.15 nmol/L。皮质醇 11.8 μg/dL。

上腹部平扫 + 增强：右侧肾上腺可见类圆形实性占位影，大小约 6.8 cm × 5.7 cm，边界尚清，其内密度欠均匀，CT 值 17 ~ 396 HU，增强扫描病变呈不均匀强化，右肾上极受压略移位，肝脏大小、形态、密度未见明显异常，肝内、外胆管未见明显扩张，胰腺、胆囊、脾脏及左肾大小、形态、密度未见明显异常，未见腹水及腹膜增厚，腹膜后未见明显增大淋巴结，腹膜后大血管未见明显异常。诊断右侧肾上腺区占位，考虑神经母细胞瘤可能性大。

腹部超声：右侧肾上腺区可见实性占位，大小约 9.0 cm × 6.5 cm × 7.3 cm，边界清晰，外形似球体，内部在不均匀低回声的基础上可见多发钙化灶，其内可见条状血流信号。肝实质回声均匀，肝内外胆管无扩张，胆囊内未见异常回声，壁未见增厚。胰腺不肿，胰管无扩张。脾肋下不大，实质回声均匀。双肾内未见异常回声。未见异常形态的肠系膜淋巴结。印象：右侧肾上腺区实性占位，可在超声引导下穿刺。目前肝、胆、胰、脾脏器未见异常。未见异常转移淋巴结。

骨髓细胞学检查：骨髓增生活跃，粒、红系统各阶段细胞构成比形态大致正常，比例偏高，巨核细胞及血小板不减少。

全身骨扫描：未见异常。

入院诊断： 右肾上腺肿物待查：肾上腺皮质癌可能性大。

诊治经过： 患儿术前先行 7 个疗程新辅助化疗，A、B 两个化疗方案交替进行。A 方案：长春新碱/环磷酰胺/表柔比星。B 方案：长春新碱/环磷酰胺/顺铂/依托泊苷。A 方案具体剂量：长春地辛 3 mg，静脉推注，第 1 天；环磷酰胺 0.4 g，静脉滴注，第 1、第 2 天。B 方案具体剂量：表柔比星 20 mg，静脉滴注，第 1 ~ 第 3

天；长春地辛 3 mg，静脉推注，第 1 天；环磷酰胺 0.4 g，静脉滴注，第 1、第 2 天；顺铂 15 mg，静脉滴注，第 1～第 5 天；依托泊苷 100 mg，静脉滴注，第 1～第 5 天。随后评估，复查腹部超声示：右侧肾上腺区可见一实性低回声包块，大小约 7.4 cm × 5.7 cm × 6.6 cm，边界清晰，形态尚规则，内部回声不均匀，见多发钙化灶，其内可见条状血流信号，其内侧缘紧贴下腔静脉，未越中线，未包绕大血管。余未见明显异常。肿瘤较入院时体积缩小近 30%。随后行手术治疗，即右肾上腺肿物切除术。手术所见：肿物位于右肾上腺区，切开肝肾韧带见肿瘤被膜扩张血管网，大小约 10 cm × 7 cm × 5 cm，呈大结节状，有包膜，质软，右侧部分钻入肝后紧贴下腔静脉。牵拉右肾，小心游离，完整切除肿物，小心缝扎下腔静脉至肾上腺血管分支断端。清理肾上极脂肪囊组织，右肾色泽正常。术后病理（图 71）：（右）肾上腺皮质癌，肿瘤部分纤维化及玻璃样变性，可见大片坏死、钙化及泡沫组织细胞反应，肿瘤细胞有异型性，部分瘤细胞间变。免疫组化：Inhibin（＋）、P53（＋）、PGP9.5（＋）、EMA（－）、TH（－）；（外院）SYN（＋）、CD56（＋）、Vimentin（＋）、Melan-A（＋）、Ki-67（50%＋）、CgA（－）、S-100（－）、NSE（－）、CD34（血管＋）。术后诊断：右肾上腺皮质癌。术后检测患儿皮质醇（上午 9 时）85.06 nmol/L，内分泌科会诊后，建议激素替代治疗，具体方案为：早 5 mg，晚 2.5 mg，口服 2 周后改为 5 mg/次，1 次/日，连续 1 个月。患儿术后继续给予原方案化疗，即 A、B 两个方案交替进行，连续 10 个疗程。术后第 3 个疗程化疗后，痤疮样皮疹从颜面部开始逐渐消退，术后 5 个月向心性肥胖逐渐消失，体毛较初治时减少，但阴蒂仍肥大，较初次治疗无明显变化。目前患儿停化疗 2 年，每 3 个月复查腹部超声及胸部 CT，均未见复发及转移。

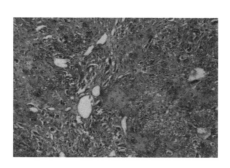

图 71　肿瘤切除术后病理

🔬 病例分析

　　该患儿为 5 岁学龄前女童，以面部皮疹为首发症状。当地医院按"痤疮"治疗 2 个月后，无效。随后出现向心性肥胖、体毛增重、阴蒂增大、声音变粗等症状，进一步检查，性激素检查结果显示：雌二醇、血皮质醇、血睾酮明显增高。促肾上腺皮质激素正常；VMA/HVA 正常；NSE 升高（46.1 ng/mL）。腹部超声及腹部增强 CT 均提示右肾上腺区可见实性占位，大小约 9.0 cm × 6.5 cm × 7.3 cm，边界清楚，外形近似球体，内部不均匀低回声的基础上可见多发钙化灶。右肾上极受压略移位，肝、胆、胰、脾、双肾未见异常。入院时查体：血压 115/80 mmHg，呈向心性肥胖，精神可，满月脸，颜面部、躯干可见密集痤疮样皮疹，全身浅表淋巴结未触及肿大。腹软，无压痛，肝脾肋下未触及，未触及明显包块，肠鸣音正常。会阴部可见阴毛，稀疏，阴蒂肥大。从辅助检查看，患儿右肾上腺占位是明确的，引起库欣综合征的儿童肾上腺占位，可以是腺瘤及肾上腺皮质癌；而引起库欣综合征伴男性化的儿童肾上腺肿瘤只能是肾上腺皮质癌。患儿血压一直正常，基本排除嗜铬细胞瘤。患儿 NSE 高，肾上腺来源的神经母细胞瘤虽可以导致 NSE 高，但不会引起库欣综合征和男性化改变，并且该患儿 VMA 等检查正常，更不考虑神经母细胞瘤。故入院后初步诊断肾上腺皮质癌可能性大。由于肿瘤巨大，偏恶性，不具备手术时机，与家长反复交代病情后，先行术前减容化疗，两种化疗方案交替进行，连续7个疗程。随后评估，评估结果为肿瘤缩小，化疗有效，可行肾上腺肿物切除术。术后病理符合肾上腺皮质癌诊断。术后继续化疗，方案同术前。化疗期间，按时复查、评估病情，各项结果均提示未见转移及复发。目前处于随访阶段。

肾上腺皮质癌是一种罕见的原发于肾上腺的恶性肿瘤。到目前为止，我国尚缺乏确切的大样本数据，绝大多数为散发病例，并且成人多见，小儿发病率占所有肾上腺肿瘤的6%，较神经母细胞瘤的发病率低得多。其根据有无内分泌功能分为有内分泌功能和无内分泌功能两大类，前者主要产生皮质醇、醛固酮和性激素等，其中包括混合分泌皮质醇和雄激素的肿瘤、单纯分泌皮质醇的肿瘤和单纯分泌雄激素的肿瘤，从而临床上表现为高血压、向心性肥胖、皮肤菲薄、紫纹、骨质疏松、糖尿病等；而无内分泌功能性肾上腺皮质癌通常仅表现为肿瘤引起的局部症状。该患儿显然属于有内分泌功能性肾上腺皮质癌，临床表现为向心性肥胖、痤疮、男性化。

临床上有分泌功能的皮质癌容易鉴别，无功能性的皮质癌鉴别诊断相对困难。首先超声确定是肾上腺的肿瘤，之后与神经源性肿瘤鉴别。从超声看，神经源性肿瘤回声混杂，囊变少见，多见散在细沙粒样钙化，以包绕腹膜后大血管生长为其特征。个别无功能性肾上腺皮质癌瘤体巨大并呈浸润性生长，与腹腔干、肠系膜上动脉关系密切，极易误诊为神经母细胞瘤，此时需通过骨髓学检查、增强腹部CT、骨扫、VMA及PET-CT等多项检查综合评估。最后诊断的金标准是术后病理。需注意的是由于肾上腺皮质癌多具有自主性皮质醇分泌功能，导致丘脑促肾上腺皮质激素释放激素及垂体促

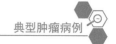

肾上腺皮质激素细胞处于抑制状态，故肿瘤摘除后可引起肾上腺皮质功能减退，因此围手术期酌情静脉点滴糖皮质激素，行激素替代治疗，以防止发生肾上腺危象。该患儿口服泼尼松治疗 1 个月，同样有效。肾上腺皮质癌的预后一般与年龄、病程及手术情况有关。年龄小于 2 岁，病程小于 6 个月、手术完整切除者预后较好。另外，肿瘤的大小也是一个影响预后的因素，文献报道，肿瘤超过 200 g 的患者，其存活率低于肿瘤小于 200 g 的患者。该患儿年龄偏大，肿瘤也超过 200 g，预后相对差。需严格按时随访，不能延误。

📋 病例点评

肾上腺皮质癌是一种罕见的恶性肿瘤，在儿童中则更为罕见。绝大多数肿瘤属于散发病例，部分存在家系现象。原发性肾上腺皮质癌按照有无内分泌功能分为有内分泌功能和无内分泌功能两大类。儿童肾上腺皮质癌主要为有内分泌功能型，而且绝大部分为男性化，表现为女性化的病例罕见。5% 左右的婴幼儿肾上腺皮质癌则以单纯库欣综合征为主要表现。无功能型肾上腺皮质癌在儿童中仅占 10%。儿童肾上腺皮质癌多为单侧，双侧少见，两侧发病率无明显差异。在性别方面，女孩发病明显多于男孩，年龄多在 10 岁以下。由于患病后缺乏特异性表现，常常 8 个月后才出现症状，因此临床上对于儿童肾上腺皮质癌很难做到早期诊断。有研究表明，肿瘤直径大于 10 cm 时患儿才会出现库欣综合征。而无功能性肿瘤，虽能分泌少量激素，但不足以引起明显症状，一旦出现症状，往往已到晚期，常伴转移及癌栓形成。所以，对临床表现为库欣综合征、不明原因的高血压、低血钾及性征异常的患儿，临床医师应考虑到肾上腺皮质癌的可能，常规行超声及内分泌学检查，以辅助诊断。

肾上腺皮质癌的常用实验室检查有：低剂量皮质醇抑制试验、24 小时尿游离皮质醇定量、血清皮质醇、雌二醇、睾酮、醛固酮、血浆肾素活性、24 小时尿儿茶酚胺等。但需注意全面考虑，排除嗜铬细胞瘤及神经母细胞瘤。激素水平的评估固然重要，但不能作为判断肿瘤良恶性的重要指标。儿童处于生长发育阶段，激素水平会随着年龄增长而变化，这与是否由肿瘤引起不同程度的升高之间存在着交叉、重叠，这给临床判断带来了困难，需要医师综合判断。

影像学检查方面，CT 检查有助于评估肿瘤是局部扩散、还是远处转移，可帮助分期和计划手术，很难区分良恶性。需关注肾上腺皮质癌影像上可呈星形，合并钙化更应怀疑肾上腺皮质癌。超声和磁共振有助于检测周围重要血管特别是下腔静脉是否受累。在判断肿瘤功能方面，PET-CT 具有独特优势，良性肿瘤摄取量低于肝脏，肾上腺皮质癌具有更高的摄取值。近年来，FDG-PET 在首诊及术后随访方面已日益受到重视和普及。FDG 摄取强度也被用于判断肾上腺皮质癌的严重程度，FDG 摄取量 >150 mL 提示预后不良。

在病理诊断方面，有人提出以下儿童肾上腺皮质癌的诊断标准：肿瘤重量 >400 g；肿瘤直径 >10 cm；侵犯周围软组织和（或）邻近器官；侵犯下腔静脉；小静脉浸润；毛细血管窦浸润；肿瘤大片状坏死；核分裂象 >15 个/20 HPF（400×）；可见病理性核分裂象。在病理上，此病主要与肾上腺腺瘤鉴别，后者肿瘤较小，重量 <50 g；核分裂象少，未见核分裂象；未侵犯脉管和被膜。免疫组化：腺瘤 Keratin 强阳性，Vimentin 阴性；而肾上腺皮质癌则 Vimentin 强阳性，Keratin 阴性。

肾上腺皮质癌恶性度高，预后不佳，总体而言，5 年生存率低于 35%，年龄越小，预后越好。对于早期患儿，能够达到肉眼完全切除者即首选手术切除。对于晚期、症状重的患儿则先采取药物治疗，待肿瘤缩小后再行手术切除治疗。药物治疗一方面控制肿瘤生长；另一方面控制激素过剩。米托坦是最有效的激素控制药，临床中依据病情有时需要米托坦与类固醇交替使用。化疗药主要是铂类。术前、术中及术后应给予皮质醇替代治疗，防治肾上腺危象的发生。

本例属肾上腺皮质癌典型病例，无论是发病年龄、性别、临床表现，还是起病到诊断时间、肿瘤大小、肿瘤病理改变都符合儿童肾上腺皮质癌的诊断标准。本例诊断后考虑到手术难以达到肉眼完整切除，即先给予长春新碱/环磷酰胺/表柔比星与长春新碱/环磷酰胺/顺铂/依托泊苷交替总共 7 个疗程的化疗，肿瘤明显缩小，男性化症状明显减轻，说明化疗对该肿瘤有效，这与一些文献报道不一致。手术完整切除后继续化疗 10 个疗程停药，未见复发，获得良好预后。本例术前未用激素控制药，主要因为一些患儿手术切除肿瘤后激素水平会很快下降，无须使用。本例患儿出现痤疮 1 年后才被确诊，明显延误了诊治。

分析本例诊治过程，应注意的地方主要有以下几点：①对肿瘤巨大难以完整切除的患儿，术前要依据临床表现、激素水平及影像学资料等慎重判断良恶性，慎重采取化疗，并向家长说明化疗的必要性，征得家长同意后方可化疗；②术前、术中、术后应用类固醇激素，防治肾上腺皮质危象；③该肿瘤恶性度高，预后差，停止治疗后一定要叮嘱家长坚持随访，以便及早发现并治疗肿瘤复发；④对临床出现痤疮的患儿，应常规进行腹部超声检查，以便将诊断时间前移。

参考文献

1. 李晋荣. 儿童肾上腺皮质癌肿瘤的临床及影像学分析. 罕见疾病杂志，2019，26
（1）：72－73.

2. 马丽媛，卢琳. 抗肾上腺皮质癌药物米托坦的药理作用及临床疗效研究进展. 临床药物治疗杂志，2019，17（7）：46－50.

3. 王耀，张前进，吴志平，等. 原发性肾上腺皮质癌诊疗进展. 国际泌尿系统杂志，2019，39（2）：326－328.

特殊肿瘤病例

022 肾母细胞瘤伴周围神经损伤

病历摘要

患儿女性，10个月，主因"发现左腹部包块2周"入院。

现病史：入院前2周家长无意间触及患儿左腹质硬包块，无压痛，无血尿及发热，就诊于当地医院行腹部超声示：左肾见一实性低回声包块，边界清，范围约8.3 cm×6.3 cm×7.7 cm，内回声尚均匀，内可见少许小囊腔，周围可见残余正常肾组织，与包块呈握球状。左肾静脉及下腔静脉内未见明显异常瘤栓。可见数枚肠系膜淋巴结，大者大小约 2.5 cm × 0.8 cm，皮髓质结构尚清。未见腹水，考虑左肾肾母细胞瘤。腹部增强 CT（图 72），结果提示：左腹部肾区见巨大类圆形占位性病变，大小约 8.8 cm × 7.2 cm × 8.3 cm，肿物轮廓光滑，边界清晰，增强后肿物不均匀增强，左残肾位于瘤灶后缘，新月形包绕瘤灶；左肾下极多发迂曲增粗血管影。腹腔内及腹膜后未见明显肿大淋巴结。腹主动脉受压向右移位，下腔静脉未见扩张及移位，腹主动脉及腔静脉均匀增强，其内未见异常密度影。肠系膜淋巴结影显著。腹腔内及腹膜后未见明显肿大淋巴结。印象：左侧肾母细胞瘤，未见瘤栓形成。未做处理入我院。

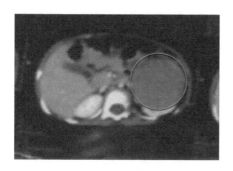

图 72　治疗前腹部增强 CT

入院查体：贫血貌，全身皮肤未见黄染及出血点，浅表淋巴结未触及肿大。心、肺未见异常，左腹部隆起，未见腹壁静脉曲张。左季肋区可触及约 8 cm × 9 cm 包块，质地硬，无压痛，位置固定，表面光滑，全腹无压痛、反跳痛及肌紧张，肠鸣音正常。双下肢无凹陷性水肿。

辅助检查：血常规：白细胞 9.34×10^9/L，中性粒细胞 4.04×10^9/L，血红蛋白 85 g/L，血小板 526×10^9/L。生化全项：LDH 426 U/L。AFP 33.68 ng/mL。hCG < 2.00 mIU/mL。

胸部 CT：肺支气管血管束增多，肺透光度均匀，右肺中叶近胸膜下小结节影，肺门区未见明显病灶，心影正常。气管及隆突形态、位置正常，大血管形态、位置正常，腔静脉后软组织增厚，余纵隔内未见肿大淋巴结。左肾占位。印象：右肺中叶近胸膜小结节影。

初步诊断：肾母细胞瘤（Ⅲ期或Ⅳ期）。

诊治经过：根据中国抗癌协会小儿肿瘤专业委员的儿童肾母细胞瘤诊断治疗建议给予（长春新碱＋表柔比星）化疗 1 个疗程（期间由于长春新碱断药，采用长春地辛静脉推注 1 次），化疗后肿瘤明显缩小，查腹部 CT（图 73）示：左肾可见直径约 5.5 cm 的肿物影，边界尚清，密度不均，增强扫描后不均匀轻度强化，其内见血管影。1 个疗程化疗后在全麻下行"左瘤肾切除术"，过程顺利。术后病理示左肾母细胞瘤。外院病理会诊示：（左）肾母细胞瘤（胚芽为主型）伴叶内型肾母细胞瘤并化疗后改变，输尿管、血管断端均未见肿瘤浸润。免疫组化：WT-1（＋），Ki-67（80%＋），Bcl-2（＋），CK（＋），Vimentin（＋），EMA（－），CD10（－），CD99（－），Desmin（－），NSE（－）。术后评估临床分期为Ⅰ期。术后行 7 个疗程化疗，方案为：长春新碱（0.25 mg，第 1 天）＋放线菌素 D（250 μg，第 1 天）。第 3 个疗程化疗后出现双侧上眼睑下垂，左侧明显，考虑为长春新碱引起神经毒性，给予营养神经药物（维生素 B$_1$、甲钴胺及神经节苷脂）治疗 2 周并在原治疗计划基础

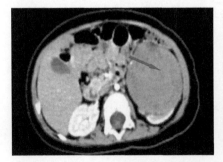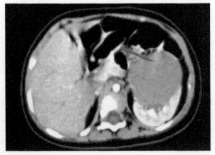

化疗 1 个周期后肿瘤较入院时缩小。

图 73　1 个周期化疗、术前评估腹部 CT

上停止应用长春新碱后眼睑下垂消失。之后继续按原治疗计划化疗未再出现眼睑下垂。目前患儿已全面停药 14 个月，规律复查腹部超声及 CT（图 74），均未见复发及转移，未再出现眼睑下垂。

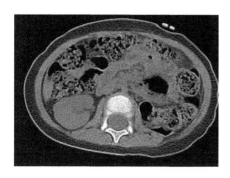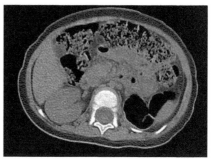

原发部位未见复发灶。

图 74　停治疗随访中复查腹部 CT

病例分析

　　患儿发病时为 10 个月大女孩，临床以"无痛性腹部包块起病"，不伴发热、腹痛、血尿；查体有质硬、固定、无痛性左上腹部包块；腹部 CT 平扫见起自肾脏一极的软组织密度肿块，外形较规则，其表面相对较光整，呈膨胀性生长，增强扫描后部分表面有包膜，而残留肾组织呈"新月形""环形"强化特征；常见肿瘤标志物检查为阴性。根据患儿发病年龄、临床表现、影像学检查及实验室检查，符合典型的肾母细胞瘤诊断。影像学显示肠系膜有肿大淋巴结，右肺胸膜下有小结节影，故术前分期为Ⅲ期或Ⅳ期。为缩小肿瘤体积、减少术中出血、减少术中转移可能，术前用肾母细胞瘤方案化疗 1 个疗程后行手术切除，术后病理示：（左）肾母细胞瘤（胚芽为主型）伴叶内型肾母细胞瘤并化疗后改变，输尿管、血管断端均未见肿瘤浸润。术后多次化疗后复查胸部 CT 均显示胸膜小结节无明显变化，故不考虑转移灶，结合治疗前全身评估及术后病理结果，术后临床诊断及分期为：（左）肾母细胞瘤（Ⅰ期、预后良好型）。

该患儿为典型的肾母细胞瘤，按照中国抗癌协会小儿肿瘤专业委员的儿童肾母细胞瘤诊断治疗建议，计划给予7个疗程的"长春新碱＋放线菌素D"化疗。在对患儿进行3个疗程化疗后（共静脉推注长春新碱7次、长春地辛1次后），患儿出现双眼睑下垂。该患儿所用化疗药物仅有长春新碱和放线菌素D，在两种药物中，长春新碱的主要毒性即为神经毒性，故立即停用长春新碱，并给予维生素B_1、甲钴胺及神经节苷脂治疗2周后眼睑下垂消失，眼肌功能恢复正常。长春碱类药物引起的神经毒性可分为两类：一种是剂量依赖性，随着药物累积剂量的增加，神经毒性发生率逐渐增多，这类神经毒性临床中较常见，常表现为末梢神经感觉障碍和腱反射减低；另一种为非剂量依赖性神经毒性，通常发生在使用长春碱药物1~2次后，临床表现多样，其中包括肠麻痹。另一种神经系统损坏分类方式为引起周围神经病变和中枢神经病变，其中以周围神经病变为多见，主要表现为感觉或运动的异常、全身乏力、腱反射迟钝或消失，也可见喉神经麻痹、膝神经麻痹、肠麻痹、暂时性尿潴留，严重者可出现大小便失禁；而中枢神经毒性作用为脑神经病，全身性癫痫发作罕见。长春地辛的神经毒性只有长春新碱的1/2，神经毒性主要表现为感觉异常、深腱反射消失或降低、肌肉疼痛和肌无力。长春地辛的神经毒性与剂量有关，停药后可逐渐恢复。关于长春新碱导致周围神经毒性的机制尚不清楚，根据现有研究结果，目前认为有以下几种可能：①长春新碱通过与β-微球蛋白结合发挥抗肿瘤作用，而轴索微管也含有β-微蛋白，长春新碱与微管蛋白结合，引起轴索微管蛋白结构变化，导致外周神经轴索运输

笔记

系统损伤。②表皮内神经纤维的减少和朗格汉斯细胞（Langerhans cell，LC）的活化。LC 表达可诱导氮氧化物合成酶发挥活性并释放 NO，使伤害性感受器变得敏感。③细胞 Ca^{2+} 平衡调节异常。长春新碱通过线粒体细胞膜，影响 Ca^{2+} 运转，使线粒体吸收受损，引起 Ca^{2+} 在胞质中累积，依赖 Ca^{2+} 调节的过程受到影响，如神经递质分泌增加，从而导致神经高度兴奋和神经胶质细胞功能损害，引起神经病变。该患儿在静脉推注 1 次长春地辛、7 次长春新碱之后发生眼睑下垂，按神经损伤的不同分类法，该患儿眼睑下垂为剂量依赖性、周围神经损伤。该患儿年龄较小，查体无法检测感觉异常，亦不能主动诉说感觉异常，所以不能确定有无感觉异常。该患儿发现异常后立即停用长春新碱，并积极给予营养神经药物 2 周，2 周后继续应用长春新碱，未再出现类似不良反应。神经毒性为本药主要不良反应，常持续很久，发生率与单剂量及总剂量有关。该患儿停药并给予营养神经药物 2 周后即恢复正常。研究显示神经毒性常见于 40 岁以上者，儿童耐受性强于成人。但是在我们的临床实践中，长春新碱引起的神经系统损害也较常见，但一般较轻微。故建议在肯定长春新碱治疗效果的同时，不能忽视其不良反应，化疗过程中医务人员要密切观察，同时要教会陪护家长无论有任何异常均要及时报告医务人员，及早发现神经损伤。发现上述进行性加重的神经系统损害时应立即停药，以确保安全用药。同时建议用药期间预防性使用维生素 B_1、维生素 B_{12} 等营养神经的药物。目前患儿已全面停药，规律复查 10 月余，复查期间未见复发及转移，未再出现眼睑下垂。

病例点评

　　该例患儿的临床表现、影像学表现、肿瘤标志物及最后病理结果均符合典型肾母细胞瘤。但在治疗中出现了眼睑下垂的并发症，分析与长春新碱的不良反应有关，经停药及营养神经治疗后恢复正常。

总结该病例诊疗过程，有以下几点需要引起注意：①该患儿诊断时肿瘤局限在肾内，增强 CT 扫描可见部分包膜，腹部超声检查可见数个肠系膜淋巴结，胸部 CT 显示近胸膜下有小结节，因此术前考虑分期为Ⅲ期或Ⅳ期。对于一个Ⅲ期或Ⅳ期的患者Ⅰ期手术完整切除困难，即采用了先按照肾母细胞瘤进行化疗，1 个疗程后再行手术切除，不符合国际肾母细胞瘤诊疗规范。国际上的标准诊疗建议为不能完整切除的患者应穿刺活检获得病理结果后再进行化疗。②肾母细胞瘤国际、国内方案中，均采用长春新碱而非长春地辛，因国内长春新碱一度断货，患者的术前治疗采用了长春地辛 1 次代替长春新碱。③该例患儿治疗过程中出现长春新碱神经毒性（眼睑下垂），提醒我们在诊疗活动中要注意对这一毒副作用的防治。长春新碱为夹竹桃科植物长春花中提取的有效成分，同类药物有长春碱、长春地辛。长春新碱、长春碱和长春地辛三者之间无交叉耐药现象，长春新碱神经毒性在三者中最强。长春地辛为半合成去乙酰长春酰胺，与长春新碱抗肿瘤范围类似，较长春碱范围广，其毒性介于长春新碱与长春碱之间。临床上长春地辛可以作为中高度非霍奇金淋巴瘤治疗的一线药物及长春新碱治疗失败或因神经毒性终止治疗的二线替换药物。国外曾有报道接受长春新碱治疗的患者 57% 有趾、指端麻木，继续用药则肌痛、力弱；23%～36% 的患者有足下垂、腕下垂、手指不能握物；约 10% 的患者有声音嘶哑、双睑下垂、面神经麻痹等脑神经毒性发生。

肾母细胞瘤患儿一般发病年龄小，不会主动表达，故用药后医务人员要密切观察患儿化疗后反应，及时对症处理，同时要向患儿看护人员交代化疗后可能出现的异常，并嘱咐其密切观察，有异常及时报告医务人员。目前临床上已经根据实践经验提出在应用本药前，常规性通过营养神经的方法来预防神经毒性的发生，主要药物包括一些维生素 B 类制剂（维生素 B_1 及甲钴胺）、乙酰左卡尼汀、神经节苷脂、还原性谷胱甘肽等。最常用的药物为维生素 B_1 及维生素 B_{12}。在已经发生神经毒性反应时，轻者可以更换为神经毒性较小的长春地辛同时加用营养神经药物，当神经毒性反应较重时，需立即停用该类药物并积极营养神经，经过上述处理，神经损伤多数可以恢复。该例患儿提醒我们对于恶性肿瘤患儿，在治疗过程中，除了监测肿瘤复发情况外，同时需要密切关注治疗相关不良反应，在化疗前，认真研究每一种药物的毒副作用及注意事项，并掌握相应对症处理措施；治疗中及治疗后密切观察及监测各项指标，发现异常及时处理。

参考文献

1. 中国抗癌协会小儿肿瘤专业委员会.儿童肾母细胞瘤诊断治疗建议（CCCG-WT-2016）.中华儿科杂志.2017，55（2）：90-94.

2. 杨文萍，武海燕，张文，等.儿童肾母细胞瘤病理诊断共识.中华病理学杂志，2017，46（3）：149-154.

3. 吴翠芳，刘玉兰，贾素洁.长春新碱化疗方案引起神经毒性反应3例.药物不良反应杂志，2019，11（5）：362-363.

4. 杜颖，贺庆，张潇，等.长春新碱神经毒性的探索研究.药物分析杂志，2008，28（6）：861-864.

023 肾母细胞瘤继发肺转移瘤 1

病历摘要

患儿女性，2 岁 5 个月，主因"发现腹部包块 10 天"入院。

现病史： 入院前 10 天家长无意间发现患儿左腹部包块，无腹痛、腹胀，无血尿，无尿频、尿急、尿痛。就诊当地医院，行腹部超声：左侧肾母细胞瘤，IVC 内未见瘤栓。胸部 CT 平扫：肺支气管血管束增多，肺内未见明确转移灶征象。为进一步诊治入我院。

入院查体： 全身皮肤未见皮疹及出血点，全身浅表淋巴结未触及肿大，心、肺未见异常。腹膨隆，左腹部可触及一包块，未过腹中线，下极位于左锁骨中线肋缘下 8.5 cm，表面光滑，质硬，边界清，无压痛，活动度差，肝脾肋下未触及，全腹无压痛、反跳痛及肌紧张，双下肢无水肿，巴氏征未引出。

辅助检查： NSE 79.7 ng/mL。AFP 4.83 ng/mL。hCG <1.0 IU/L。小儿生化：LDH 997 U/L。尿 HVA/Cr% 1.3%（0.2% ~ 4.3%）。VMA/Cr% 6.9%（3.4%~51.4%）。

腹部超声：左肾区可见一巨大实性包块，大小约 12.7 cm × 7.4 cm ×11.4 cm，包块边界清晰，形态规整，其内回声不均，可见多发无回声区，未见确切钙化，肿瘤上极可见残肾，与肿瘤呈握球状。IVC 内未见瘤栓，左肾静脉显示不清，腹膜后未见肿大淋巴结。右肾大小约 6.9 cm×3.2 cm，实质回声及结构未见异常。肝不大，肝实质回声均匀，肝内外胆管无扩张，胆囊充盈，透声可，壁不厚，腔内未见结石。胰腺不肿，胰管无扩张。脾肋下未触及，实质回声均匀。未见腹水。印象：左侧肾母细胞瘤，大小约 12.7 cm × 7.4 cm × 11.4 cm，IVC 内未见瘤栓。

胸部 CT 平扫：肺支气管血管束增多，模糊毛糙，肺透光度欠均匀，肺内未见具体片影及转移灶，肺门区未见明显病灶，心影正常。气管及隆突形态、位置正常，纵隔内未见肿大淋巴结。印象：肺支气管血管束增多，肺透明度欠均匀，肺内未见明确转移灶征象，请结合临床。

入院诊断：肾母细胞瘤（Ⅱ期）。

诊治经过：入院完善检查后按中国小儿肿瘤专业委员会 WT‑2009 方案，术前化疗 1 个疗程，方案为：长春新碱 + 放线菌素 D。1 个疗程化疗后肿瘤缩小，在全麻下行"左瘤肾切除术"。手术过程顺利，术后病理回报：（左侧）肾母细胞瘤。外院病理会诊：（左）肾母细胞瘤（上皮为主型）。免疫组化：Vimentin（＋），CD10（－），Ki‑67（40% ＋），WT-1（＋），CK（＋），EMA（－），Desmin（－），NSE（－）。术后按方案行第 7 个疗程化疗。停药后规律复查，停药 1 年内均未见复发及转移。停药 1 年后常规复查胸部 X 线片（图 75）示：右下肺炎，伴右侧胸腔积液？行胸部 CT 示：右侧胸腔积液，右肺下叶膨胀不全，建议必要时增强扫描，考虑为转移瘤。进一步行增强胸部 CT（图 76）示：右肺下叶近胸膜多发占位性病变，右肺内多发结节，考虑转移瘤。胸腔超声示右侧胸腔紧贴膈肌可见一低回声团块，大小约 5.3 cm × 4.4 cm × 5.7 cm，怀疑转移瘤。综合评估病情为右肺复发转移瘤，原发病灶未见复发。复发后经多学科联合会诊，首先行化疗，化疗使肿瘤缩小后手术切除，手术切除后行全肺放疗。复发后首先行 5 个疗程化疗，方案为：卡铂（250 mg，第 1 天）+ 异环磷酰胺（0.8 g，第 1～第 5 天）+

依托泊苷（70 mg，第1～第5天）。同时给予美司钠解救。治疗期
间胸外科多次评估患儿情况，考虑适宜腔镜手术，但化疗后肺部转
移瘤已明显缩小，术中可能无法找到瘤灶。5个周期化疗结束后复
查胸部X线片（图77），结果提示：肺部转移瘤大部分消失。家长
综合考虑后，拒绝手术。继续化疗3个疗程，方案为：A.长春新碱
（1 mg，第1天）＋表柔比星（20 mg，第1～第2天）＋环磷酰胺
（320 mg，第1～第3天）；B.环磷酰胺（320 mg，第1～第3天）＋
依托泊苷（70 mg，第1～第5天）。A、B两方案交替进行。化疗结
束后评估肺部转移瘤消失，可见叶间裂增厚。放疗科会诊建议行全
肺放疗，方案为：DT12 Gy/10天/2周。目前已全面停止治疗17月
余，未见复发、转移。

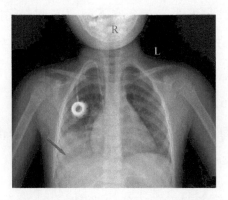

图75　停治疗后1年常规复查胸部X线片

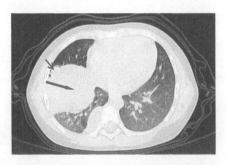

图76　停治疗后1年复查胸部CT

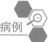

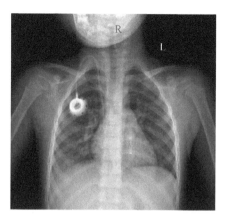

图 77　复发后化疗 5 个周期复查胸部 X 线片

病例分析

患儿女性，起病时为 2 岁 5 个月，以无痛性腹部包块起病，无发热，无腹痛、血尿，根据病史、腹部超声及 CT 检查结果，符合典型肾母细胞瘤表现，首次就诊时，因肿物巨大，以肾母细胞瘤方案化疗 1 个疗程后即行手术切除肿瘤，手术中检查及术后病理显示，肿瘤包膜完整，术后病理结果与术前临床诊断相符，为肾母细胞瘤（上皮为主型），病理分型为预后良好型，分期为 I 期。术后严格按照中国小儿肿瘤专业委员会 WT－2009 方案进行化疗，化疗 7 个疗程后停药。该患儿诊断时为早期，虽然手术完整切除，术后进行了规范化疗，但是停药后还是出现了转移复发。可能与该患儿初诊时肿瘤直径已达 10 cm 有关，肿瘤虽然完整、局限且无转移，但直径过大可能是术后出现肺转移的危险因子。很多资料显示，转移复发大部分发生在术后 2 年内，因此对于诊断时虽然分期较早，但肿瘤较大的患者，在随访上更要密切注意。因多数患者复发时多无明显症状，故术后每 3 个月进行腹部超声及胸部 X 线或 CT 检查，在化疗结束后，更应加强对随诊的重视，至少到术后 2 年内，应每 3 个月进行 1 次复查，以期能尽早发现复发转移，尽早进行治疗。

在对转移复发的治疗上，腹部的原位复发及肝脏的转移灶，需进行手术切除已经得到大多数学者的认可。对于术后单纯肺转移的病例目前尚未有统一规范的治疗方法，NWTS－5 在近年报道中认为对于合并肺转移的患儿，手术切除肺部转移灶联合化疗与直接化疗加放疗在生存率上并没有明显的区别。该患儿肺部转移灶为多发结节，且部分结节巨大，无法直接手术切除，故增加之前未使用过的化疗药物"卡铂＋异环磷酰胺＋依托泊苷"化疗。化疗后在等待手术期间，肺部转移灶明显缩小，术者考虑手术中有无法找到转移灶的风险，家属拒绝手术，故采取化疗结束后给予肺部放疗的方案进行治疗。目前已全面停止治疗 10 月余，每 2 个月复查 1 次，现已复查 5 次，未见复发及转移灶。

病例点评

文献报道 10%～15% 的肾母细胞瘤患者在诊断时已出现血源性转移，最常见的部位是肺，约占 80%，其次是肝，脑部和骨骼转移较少，其他部位转移罕见，但亦见报导。因此，确诊肾母细胞瘤后应常规行胸部 CT 检查。引起肺等血行转移的危险因素有：就诊时间晚，肿瘤分期高，肿瘤原发部位累及肾盂、肾盏、肾门，手术切除不彻底，首次术前未化疗或术后化疗不及时，手术操作不规范等。文献报道，发生肺转移的患者中病理为预后良好型者多见，笔者认为是否与此类患者化疗方案强度不够有关，有必要进行大样本对照研究。

肾母细胞瘤发生肺转移后，会出现咳嗽，多为刺激性干咳，部分患儿伴有咳痰，但大部分患儿无症状，在复查胸部 CT 时才被发现。对于出现咳嗽的肾母细胞瘤患者要注意与卡氏肺囊虫肺炎或其他感染源（病毒、细菌、真菌或分枝杆菌）感染相鉴别。此外在治疗过程中，发生在全肺放疗后的呼吸急促急性发作，应考虑放射性肺炎。肺结节还要与肺内良性肉芽肿鉴别，准确鉴别需依靠穿刺活检。对于肺转移灶的处理方式各家观点不一。肾母细胞瘤的肺部转移瘤多位于肺野外带，由于远离肺门，肺叶楔形切除是安全可行的。手术切除病灶可以明确病理诊断，故认为单个复发病灶、局限于一叶的肺转移灶是相关的手术适应证。其他部位肺转移灶，尤其多发转移，则不主张手术，而是化疗或化疗结合放疗。复发患儿对于化疗方案的选择需强调根据复发前的化疗方案做相应调整，加用首次治疗时未使用过的药物。肾母细胞瘤对于异环磷酰胺、环磷酰胺、依托泊苷、卡铂等药物高度敏感，其中各种药物之间不同的组合已成为复发肿瘤的一线化疗方案（如 ICE 方案，Ⅰ 方案等）。NWTS-5 新近的研究报道指出肾母细胞瘤复发的患儿再次接受长春新碱、放线菌素 D 化疗，仍能取得较好的疗效，如肺部发现复发灶者 4 年的 EFS 可达 67.8%、OS 达 81%。在对肺转移灶的放疗处理原则上，美国肾母细胞瘤国家研究组（National Wilms Tumor Study Group，NWTSG）建议有肺转移灶者需行全肺放疗 12 Gy，NWTSG-4 报道 2 年 EFS 为 81%；SIOP 仅用胸部 X 线片检查评价肺转移灶，如果肺转移灶经化疗后 CR 或手术完全切除，患者不行全肺放疗，其 4 年 DFS 为 83%；但英国儿童肿瘤研究组（United Kingdom Children's Cancer Study Group，UKCCSG）临床试验报道，未行放疗者的生存率仅 65%。

　　总结该例患儿资料，有以下几点需要注意：①该例患儿诊断时肿瘤已经巨大，突破包膜，术后严格按照中国小儿肿瘤专业委员会

WT-2009分期为Ⅱ期进行化疗，术后7个疗程后停药，未行术后放疗。对比最新WT-2016方案，前方案Ⅱ期术后化疗7个疗程且化疗药物单一，后方案将Ⅱ期术后化疗列入9个疗程，且增加了放线菌素D的应用。回顾病例发现术后化疗方案偏弱，可能是造成肺部转移复发的原因。提醒我们今后对这部分患儿的治疗需慎重。②复发时原位未复发，仅肺部转移复发，是否肺部复发有个过程，未能早期发现。虽然CT能准确显示肾母细胞瘤远处转移的肺结节，但转移灶较小时仍会发生漏诊，提醒我们临床要定期复查胸部CT，及时评估肺转移情况。③该例PET-CT诊断肺转移瘤为良性，而CT诊断为转移瘤。提醒我们对二者的结果要综合分析，尤其出现不一致时，一定要结合临床分析判断，不能盲目确信PET-CT结果。④该例患儿还提醒我们，合理应用必要的术前化疗和坚持术后规律化疗是提高疗效的关键因素之一。

参考文献

1. 中国抗癌协会小儿肿瘤专业委员会.儿童肾母细胞瘤诊断治疗建议（CCCG-WT-2016).中华儿科杂志，2017，55（2）：90-94.

2. 张大伟，金眉，周春菊，等.儿童肾母细胞瘤合并肺转移的临床特点和治疗.现代肿瘤医学杂志，2015，23（3）：415-417.

3. 关会会，李彦珊，苗丽霞，等.儿童肾母细胞瘤肺转移临床特点及发生肺转移的相关因素研究.武警医学，2017，28（11）：1142-1146.

4. 郭涛，张敬悌，葛文安，等.儿童肾母细胞瘤合并肺转移的临床特征和治疗经验.临床检验杂志，2016，5（2）：72-74.

笔记

024. 肾母细胞瘤继发肺转移瘤 2

病历摘要

患儿男性，3 岁 11 个月，主因"发现腹部包块 1 月余"入院。

现病史： 1 月余前患儿家属无明显诱因发现左肋下包块，大小约 6 cm × 7 cm，不伴压痛，无发热、腹痛、恶心、呕吐，无血尿等不适。后腹部包块逐渐增大，越过中线蔓延至右下腹。入院前 1 周就诊于当地医院，行腹部超声示：腹腔内可探及大小约 17.5 cm × 10.1 cm 的低回声团块，考虑"腹腔占位?"。门诊以"肾母细胞瘤?"收入院。

入院查体： 腹部膨隆，腹部可触及一巨大包块，过中线，左下界至左髂窝，边界不清，质硬，无压痛，位置固定，全腹无压痛，脐周腹围 55 cm，最大腹围 60.5 cm。

辅助检查： LDH 1133 IU/L。血常规：白细胞 8.11×10^9/L，红细胞 4.41×10^{12}/L，血红蛋白 115 g/L，血小板 304×10^9/L。

胸部 CT 平扫（图 78）结果提示：双肺见多发结节影，大者直径约 6.5 mm，边界清。印象：①左肾占位性病变，考虑肾母细胞瘤。②双肺多发结节，考虑转移瘤可能性大。

腹部增强 CT（图 79）：左肾见巨大肿块影，大小约 15 cm × 11.5 cm，肿块越过中线至对侧，边界清楚，可见假包膜；其内密度不均匀，见多发的低密度坏死区；增强扫描呈不均匀强化，其内见肿瘤供血血管及大片不规则无强化区。腹膜后未见肿大淋巴结。

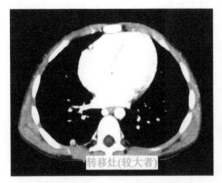
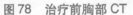

图 78　治疗前胸部 CT

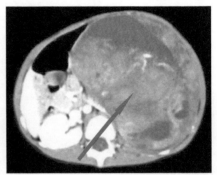

图 79　治疗前腹部增强 CT

入院诊断：肾母细胞瘤瘤（Ⅳ期），肺转移瘤。

诊治经过：术前化疗 1 个疗程：长春新碱＋放线菌素 D。化疗后肿瘤明显缩小。后行手术完整切除腹部肿瘤。术后病理（图 80）：肾母细胞瘤伴大片坏死，大小为 7.5 cm×7.4 cm×6 cm；输尿管及血管断端未见肿瘤细胞浸润。免疫组化结果显示：CD10（个别＋），CK（－），Desmin（－），EMA（－），Ki-67（20%＋），NSE（－），Vimentin（＋），WT（＋）。病理会诊：（左）肾母细胞瘤（胚芽为主型）化疗后改变，肿瘤大部出血、坏死。免疫组化：Vimentin（＋），CD10（散在＋），Ki-67（20%＋），WT-1（＋）CK（散在＋），EMA（散在＋），Desmin（－），NSE（－）。术后化疗 11 个疗程，方案为：异环磷酰胺（1 g/m^2，静脉点滴，第 1～第 5 天）＋卡铂（300 mg/m^2，静脉点滴，第 1～第 5 天）＋依托泊苷（100 mg/m^2，静脉点滴，第 1～第 5 天）。术后第 3 个疗程化疗前复查肺部转移瘤消失（图 81）。停化疗后第 1、第 2 年每 3 个月复查 1 次胸部 CT、腹部超声，每 6 个月复查 1 次腹部增强 CT，未见复发灶及转移灶。目前停药随访 2 年余。

笔记

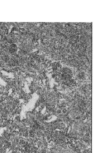
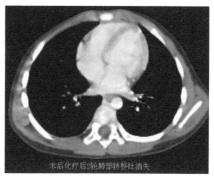

图 80　肿瘤切除术后病理　　　　图 81　术后 2 周期化疗后评估肺部 CT

病例分析

　　患儿为 3 岁 11 个月男孩，临床以"无痛性腹部包块起病"，不伴发热、腹痛、血尿；查体发现左上腹至右下腹巨大质硬包块；腹部超声及腹部 CT 显示左肾见巨大肿块影 15 cm × 11.5 cm，肿块越过中线至对侧，边界清楚，可见假包膜；增强扫描呈不均匀强化。腹膜后未见肿大淋巴结；胸部 CT 有多发结节。根据患儿年龄、CT 显示腹部包块为左肾巨大包块，结合肿块边界清楚，有假包膜，高度怀疑肾母细胞瘤；同时胸部 CT 显示双肺有多发小结节，进一步确定肿块性质为恶性肿瘤。鉴于肿块巨大，且双肺有多发结节，在治疗选择上，首先按肾母细胞瘤化疗 1 个疗程后手术，手术完整切除腹部肿块，术后病理显示为肾母细胞瘤。对于该患儿，诊断明确，分期清楚，肺部有多发转移灶，分期为Ⅳ期。但对于肺转移灶的处理方式目前仍有争议。肾母细胞瘤的肺部转移瘤多位于肺野外带，由于远离肺门，肺叶楔形切除是安全可行的。手术切除病灶可以明确病理诊断，故认为单个复发病灶、局限于一叶的肺转移灶是相关的手术适应证。但 NWTS – 5 的报道中"肺部手术 + 化疗"与"化疗 + 胸部放疗"两种治疗模式相比较并没有明显生存率的差异，因此，有学者认为对于肺部转移灶不需再次手术切除。本患儿肺部转移灶双肺散在、多发，无法手术切除，故采取"化疗＋手术切除原发灶＋肺部放疗"方案。该患儿腹部肿物切除术后化疗2个疗程，复查腹部无新发病灶，胸部增强CT显示：肺部转移灶全部消失。家长拒绝肺部放疗，继续给予化疗。术后共化疗11个疗程后停药。现随访2年，未见复发，各脏器功能正常。

病例点评

　　肾母细胞瘤是原发于肾脏的胚胎性恶性肿瘤，其临床症状出现的早晚与肿瘤发生的部位有关。发生于肾盂部位的肿瘤容易早期出现血尿而引起家长注意，及时就诊，诊断时肿瘤一般不大，但由于离血管较近，容易侵犯血管，较早出现远处转移。发生于肾脏两极或肾皮质的肿瘤，出现血尿较晚，不容易被早期发现，常常肿瘤已经巨大，出现压迫症状或被家长无意间触及包块而就诊。肾母细胞瘤的远处转移部位主要是肺、肝、骨骼、脑及超出腹腔、盆腔的淋巴结。由于肾母细胞瘤为腹膜后肿瘤，容易与原发于肾上腺的神经母细胞瘤混淆，在获得病理标本前需要借助影像学及肿瘤标志物进行鉴别。肾母细胞瘤原发于肾脏，呈膨胀性生长，肿瘤较小时，局限于肾脏内，当肿瘤巨大突破肾被膜后，即向周围浸润生长，发生局部及远处转移，在CT上，可见肾盏、肾盂被破坏。原发于肾上腺的神经母细胞瘤，可见肾脏被推下移，而原发于腹膜后交感链的神经母细胞瘤则将肾脏向外推移。另外，神经母细胞瘤少见肾盏、肾盂破坏。肾母细胞瘤容易合并肾血管瘤栓及输尿管瘤栓，而神经母细胞瘤则容易包绕腹部大血管及输尿管生长。神经母细胞瘤的肿瘤标志物NSE及尿儿茶酚胺代谢产物VMA升高，而肾母细胞瘤缺乏特异性肿瘤标志物。肾母细胞瘤的治疗目前仍以多药联合化疗及

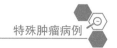

手术为主，预后良好型Ⅱ期以上及预后不良型患者需要加放疗。长春新碱、放线菌素 D、阿霉素是主要的化疗药物，预后不良病理类型及分期较晚肾母细胞瘤需要加环磷酰胺、VP-16、卡铂等药物。发生远处转移的患者预后较差。

本例为典型肾母细胞瘤病例，临床表现、影像表现及病理结果均符合肾母细胞瘤，但本例有以下几点需要引起注意：①患儿诊断时肿瘤已巨大，发生了肺广泛转移，提醒我们肾母细胞瘤为腹膜后肿瘤，呈无痛性生长，早期难以发现，临床工作中要鼓励家长对婴幼儿进行体检，一旦发现腹部膨隆，要及时进行腹部超声检查。②该患儿诊断时已发生广泛肺转移，临床中却没有咳嗽、咳痰等呼吸道症状，提醒我们肾母细胞瘤容易发生肺转移，而且即便发生广泛肺转移，也可以没有临床症状，这就要求我们在初诊分期及后续的随访中要加强胸部影像学检查。③该患儿诊断后仅给予 1 个疗程化疗即行手术完整切除，术后继续化疗 2 个疗程，肺部转移灶完全消失，提醒我们肾母细胞瘤对化疗敏感，肺部转移瘤仅靠切除原发瘤并配合化疗即可完全被消灭，但远期是否复发需要进一步随访。④该例病理结果为预后良好型，虽为Ⅳ期，未进行瘤床放疗也获得较好预后，提醒我们对于预后良好型Ⅳ期肾母细胞瘤，不一定都要进行放疗，但化疗疗程一定要够。

参考文献

1. 关会会，李彦珊，苗丽霞，等.儿童肾母细胞瘤肺转移临床特点及其相关因素.武警医学，2017，28（11）：1142 – 1146.

2. 张大伟，金眉，周春菊，等.儿童肾母细胞瘤合并肺转移的临床特点和治疗.现代肿瘤医学，2015，23（3）：415 – 417.

3. 张娜，屈彦超，曾骐.七例儿童早期肾母细胞瘤术后单纯肺转移的诊疗.中华小儿外科杂志，2018，39（1）：53 – 56.

025 肾母细胞瘤合并药物性肝损害

病历摘要

患儿女性，3 岁 9 个月，主因"发现腹部包块 8 天"入院。

现病史：入院前 8 天，患儿洗澡时家长发现其左腹部隆起一包块，约成人拳头大小，表面光滑，质硬，边界清，无压痛，活动度差。立即到当地医院就诊，行腹部超声检查，结果提示：左肾可见一混合性回声，大小约 9.6 cm × 10.7 cm × 8.3 cm，以中度回声为主，其内可见不规则液性暗区，边界清，左肾受压，大小约 6.7 cm × 2.6 cm，右肾大小正常，未见明显异常回声。印象：①副脾；②左肾混合性肿物：肾母细胞瘤？随后转诊上级医院，查 NSE：36.8 ng/mL（16.3 ng/mL）。复查腹部超声示：左肾区可见一巨大包块，大小约 10.5 cm × 10.5 cm × 9.1 cm，印象：左侧肾母细胞瘤。腹部增强 CT 结果提示：左侧肾区可见一巨大软组织密度为主包块，大小约 8.4 cm × 10.4 cm × 10.5 cm，残肾包绕包块边缘，上部为主。胰腺体尾部受压内移。印象：左侧肾母细胞瘤。为进一步诊治入我院。

入院查体：轻度贫血貌，神清，营养中等，心、肺未见异常，腹软，无腹部静脉曲张，左腹部可触及一包块，大小约 10 cm × 10 cm，过腹中线，上界触不清，下界位于左锁骨中线肋缘下约 9 cm，表面光滑，质硬，边界清，无压痛，固定，肝脾肋下未触及，脐周腹围 52.5 cm，最大腹围 55 cm。

笔记

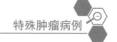

辅助检查： 血常规：白细胞 $6.98 \times 10^9/L$，中性粒细胞 $3.32 \times 10^9/L$，血红蛋白 99 g/L，血小板 $274 \times 10^9/L$。尿常规正常。生化：谷草转氨酶 54 IU/L，LDH 1151 IU/L，羟丁酸脱氢酶 909 IU/L，肌酐 20 μmol/L，余无异常。NSE 36.8 ng/mL。

腹部超声检查：左肾可见一混合性回声，大小约 9.6 cm × 10.7 cm × 8.3 cm，以中度回声为主，其内可见不规则液性暗区，边界清，左肾受压，大小约 6.7 cm × 2.6 cm，右肾大小正常，未见明显异常回声。印象：①副脾；②左肾混合性肿物：肾母细胞瘤？

腹部增强 CT 检查：左侧肾区可见巨大软组织密度为主包块，大小约 8.4 cm × 10.4 cm × 10.5 cm，残肾包绕包块边缘，上部为主。胰腺体尾部受压内移。印象：左侧肾母细胞瘤。

入院诊断： 腹膜后恶性肿瘤：肾母细胞瘤？

诊治经过： 入院后暂评估为肾母细胞瘤 Ⅱ ~ Ⅲ 期之间。治疗方案参照儿童肾母细胞瘤诊断治疗建议（2016）。术前减容化疗 1 个疗程，具体为：长春地辛 2 mg，静脉推注，第 1 天；放线菌素 D 0.25 mg，静脉滴注，第 1 ~ 第 5 天。之后复查腹部超声进行评估，结果提示：左侧肾母细胞瘤化疗后，瘤体前后径较前缩小。肝肋下 2.4 cm，剑突下 2.7 cm。评估结果：肿瘤较治疗前缩小。随后在全麻下行左瘤肾切除术。术中所见：肿瘤位左腹膜后，切开左结肠沟腹膜，暴露病肾，见其来自左肾外下方约 10 cm × 6 cm × 5 cm，包膜完整，与结肠系膜粘连紧，小心分离至肾蒂，再低位切断左输尿管，残端缝结扎，钳夹肾蒂血管并切断，将肿瘤切除，缝结扎肾蒂。清除肾脂肪囊。肾蒂旁可及小淋巴结，质硬，予切除。瘤床止血满意。术后病理回报（图 82）：符合（左）肾母细胞瘤（混合型）并化疗后改变；输尿管断端及淋巴结（0/3）均未见肿瘤累及，肿瘤组织大片状出血、坏死、纤维组织增生、玻璃样变及小灶

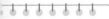
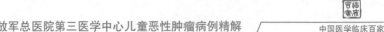
状钙化。免疫组化：Vimentin（＋），WT-1（＋），EMA（＋），Ki-67（60%＋），Bcl-2（＋），CK（＋），CD10（＋），Desmin（－），NSE（－），CD99（－）、INI-1（＋），Myogenin（－）。预后良好型。术后仍参照儿童肾母细胞瘤诊断治疗建议（2016），按Ⅱ期方案继续化疗。术后拟行6个疗程化疗后，全部治疗结束。第1、第3、第5个疗程化疗方案相同，具体为：长春新碱1 mg，静脉推注，第1天；放线菌素D 0.23 mg，静脉滴注，第1～第5天。第2、第4、第6个疗程化疗方案相同，具体为：长春新碱1 mg，静脉推注，第1天；表柔比星，20 mg，静脉滴注，第1天，10 mg，静脉滴注，第2～第3天。在拟行第6个疗程化疗时，查生化提示：转肽酶61 IU/L，碱性磷酸酶212 IU/L，直接胆红素10.5 μmol/L，谷草转氨酶73 IU/L。复查腹部超声示：肝右叶厚径7.81 cm，肝脏肋缘下斜径11.5 cm，肝脏剑突下5.74 cm，肝左叶大小为4.11 cm×8.1 cm，肝尾叶大小为2.12 cm×4.31 cm，肝脏轮廓规整，被膜欠光滑，边缘钝，实质回声粗糙、呈条索样改变，管道结构清晰，肝肾反差增大。门静脉主干直径0.58 cm，血流19.6 cm/s。提示：①肝大、肝实质粗糙条索样改变，考虑肝损害合并肝纤维化改变可能性大，建议必要时穿刺活检；②脾大。进一步行肝纤维化组检查，结果提示：Ⅲ型胶原肽132.1 ng/mL、Ⅳ型胶原检测364.8 ng/mL。查腹部核磁（图83），结果提示：肝脏体积稍增大，比例尚可，肝实质信号欠均匀，肝实质内未见明显占位病灶；肝内外胆管走行正常，未见明显狭窄或扩张；胆囊体积稍增大；门静脉血管显示清楚；脾脏增大，脾门前方可见结节影，信号同脾脏，直径约1.42 cm；右肾形态规整，未见明显异常信号影；腹膜后可见多发结节影，较大约1.12 cm×0.8 cm。印象：左肾切除术后，未见明确占位；肝实质信号欠均匀；胆囊及脾脏略增大；腹膜后多发淋巴结；副脾。患儿诊断：肝功异常、肝硬化可能性大？故停化疗。由于患儿无任何症状，仅予保肝治疗，初始静脉点滴保肝药物（异甘草酸镁、复合辅酶、还原型谷胱肝肽及多烯磷酯酰胆碱静脉输注治疗）。复查肝酶好转后，改为口服双环醇片及谷胱甘肽片，同时联合口服"维生素C、复合维生素B片及益生菌"治疗。停止治疗23个月复查时，转氨酶正常。复查腹部CT（图84），结果提示：肝脏大小恢复正常。现处于规律复查、随访阶段。

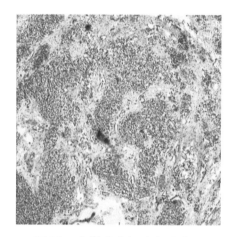

图82　左肾肿瘤切除术后病理

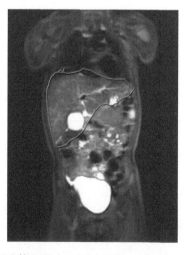

化疗后肝脏体积增大；肝功异常、肝硬化可能性大。

图83　术后5个周期化疗后复查腹部核磁

笔记

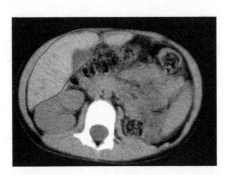

肝脏体积较前缩小。

图 84 停止化疗、保肝治疗后半年复查腹部 CT

病例分析

患儿为学龄前女童，以腹部无痛性包块起病，无明显伴随症状。入院时查体：腹软，无腹壁静脉曲张，左腹部可触及一包块，大小约 10 cm×10 cm，过腹中线，上界触不清，下界位于左锁骨中线肋缘下约 9 cm，表面光滑，质硬，边界清，无压痛，固定，肝脾肋下未触及。腹部超声及腹部增强 CT 结果均提示：左肾区巨大占位，疑似肾母细胞瘤。由于肿瘤巨大，手术具有一定难度，故先行术前减容化疗 1 个疗程。之后再次评估，从查体及复查的腹部超声看，肿瘤均明显缩小，说明患儿对化疗敏感，治疗有效，另一方面也提示，术前诊断是正确的。患儿经过术前的新辅助化疗，不仅肿瘤缩小，并且肿瘤包膜会变得相对坚韧，术中不易破裂，更易于手术。术后病理支持我们术前诊断。从病理分型及手术情况看，患儿属于典型的预后良好型肾母细胞瘤（Ⅱ期）。但化疗后期出现肝脾增大、肝酶升高的肝脏损伤情况。具体表现为血转肽酶 61 IU/L、碱性磷酸酶 212 IU/L、直接胆红素 10.5 μmol/L、谷草转氨酶 73 IU/L。腹部超声结果提示：肝肋下 3.0 cm，剑突下 5.0 cm，质中，缘锐。

　　患儿自身无发热、腹痛、恶心、皮肤黄染等表现。考虑患儿肝脏增大、转氨酶升高，出现肝脏纤维化征象，不适宜继续化疗，给予保肝治疗，同时查病因。首先，排除感染，查嗜肝病毒、巨细胞病毒及 EB 病毒，结果均为阴性，细菌、寄生虫感染临床也不支持。其次，肝脏超声检查排除脂肪肝、酒精肝；患儿无贫血、黄染，溶血原因也可以排除。再次，是自身免疫性肝病，主要是指自身免疫性肝炎，查患儿自身抗核抗体、免疫球蛋白 IgG、自身抗体谱、蛋白电泳，均未见异常，故也排除此病因可能性。最终，考虑药物性肝损伤。

　　该患儿化疗药物相对简单，仅涉及长春新碱、表柔比星、放线菌素 D 3 种药物。长春新碱主要是神经系统毒副作用；表柔比星主要是心脏毒副作用；放线菌素 D 主要是血液和消化系统毒副作用。目前国内关于儿童药物性肝损伤尚无特异性诊断标准或标志物，故诊断上主要靠排它诊断。对处于不断生长发育时期的儿童，由于身体器官的生理功能尚未发育成熟，对大多数药物的药效学、药动学和不良反应与成人间有显著的差异，不同的年龄组之间也存在差异。

　　文献报道，药物性肝损伤最常见的药物排名居前 4 位的分别是：抗生素、中药、解热镇痛药、抗肿瘤药物。如果联合用药，更会导致肝损伤的概率大大增加。该患儿不但罹患肿瘤，且短期内不断应用抗肿瘤药物，而化疗势必导致患儿机体免疫力较正常同龄儿差，上述均是导致药物性肝损伤的原因。该患儿虽然超声提示肝脏纤维化重，接近肝硬化状态，但临床无明显症状，如恶心、腹痛、黄疸等。这与药物性肝损伤临床表现不一致。由于肝脾增大伴转氨酶升高的其他病因基本排除，故只能暂时考虑药物性肝损伤。该患儿在停化疗同时给予保护肝脏治疗后，治愈。更进一步说明是药物性肝损伤。现停药近 23 个月，期间不断复查肝脏超声，同时监测肿瘤是否复发、转移。肝脏超声结果提示：肝脏大小恢复正常，肝

笔记

实质回声正常。该病例提醒大家，肿瘤患儿化疗时，尽量避免不必要的联合用药，或谨慎用药，必要时化疗同时给予保肝治疗。

病例点评

　　该例患儿为典型肾母细胞瘤患者，治疗中出现肝功异常、肝纤维化。肾母细胞瘤对化疗敏感，所有肾母细胞瘤患者无论分期、病理分型如何均需化疗，但单纯化疗难以获得治愈，需要多药联合化疗。化疗药物在杀伤肿瘤细胞的同时，也会杀伤机体正常细胞，联合用药毒性更大。与白血病不同，实体瘤化疗常由周期非特异性化疗药物组成，除骨肉瘤将高剂量 MTX 作为化疗方案组成部分外，其他实体瘤很少采用抗代谢药物。非周期特异性化疗药物毒性较大，安全剂量范围较小，远期毒性也常较周期特异性抗代谢药物明显。用于肾母细胞瘤化疗的药物主要有长春新碱、放线菌素 D、阿霉素、环磷酰胺、依托泊苷、卡铂等，虽然几种药物的毒副作用各有偏重，但都会引起肝功能损害，尤以环磷酰胺、放线菌素 D 为强。

　　药物性肝损伤的机理一般分为固有性和特异质性，前者与用药剂量有关，后者与特殊体质有关。后者又可分为免疫性和代谢性。对药物性肝损伤的治疗主要采取停止可疑药物，停止其他有潜在肝损害可能的药物，同时予以保肝、退黄、营养等对症支持治疗。保肝、利胆药物一般选用还原性谷胱甘肽、腺苷蛋氨酸、甘草酸类药物、熊去氧胆酸等。

　　总结该病例有以下几点需要注意：①患者诊断时肿瘤巨大，但包膜完整，肾蒂附近有几枚肿大淋巴结，可以考虑分期为Ⅱ期或Ⅲ期（术后病理结果如淋巴结转移阳性为Ⅲ期，否则为Ⅱ期），但该患儿进行了术前化疗。依据美国肾母细胞瘤协作组（National Wilms

笔记

Tumor Study，NWTS）分期系统，所有接受术前化疗者，无论术前是否有任何形式的活检，都应归为Ⅲ期。据此，该患儿应为Ⅲ期。但Ⅱ期与Ⅲ期的术后化疗方案相同，只是Ⅲ期病理预后良好型者需要在术后10天行瘤床放疗，而Ⅱ期病例预后良好型者不需要。该患儿未接受放疗，需要加强随访。②该例患儿在化疗过程中出现肝功异常、肝纤维化，不得不提前终止化疗，停药观察。提醒我们在化疗剂量的计算中要注意个体代谢方面的差异，最好能在血药浓度检测下开展个体化治疗。同时，在治疗过程中注意脏器功能的监测，出现脏器功能明显受损时，及时停药，并给予保护性治疗。③该例患儿化疗已经6个疗程，肿瘤术中也得到完整切除，无镜下残留，无术中破溃，肿瘤病理为预后良好型，权衡利弊，可以停化疗观察。该患儿出现药物性肝损伤后及时停化疗，同时给予保肝治疗后肝功得以恢复，肿大的肝脏缩小。提醒我们部分肝损伤及时治疗是可以恢复的。但要平衡控制肿瘤与保护肝功能之间的关系。

参考文献

1. 陈成伟.药物性肝病的发病机制及诊治.肝脏，2007，12（4）：297－302.

2. 蒋波涛，李福兵，廖建生，等.药物性肝损伤146例临床分析.中西医结合肝病杂志，2014，24（2）：91－93.

3. 厉又名.药物性肝损害的临床类型及诊断策略.中华肝病杂志，2004，12（7）：445－446.

4. 王一，李燕妮，张洁，等.免疫性和药物性肝损伤临床鉴别的新进展.中华肝脏病杂志，2017，25，（9）：717－719.

5. 苗琪，马雄.自身免疫性肝炎与药物性肝损伤：鉴别诊断和处理.中华肝脏病杂志，2012，20（5）：327－329.

6. SUK K T, KIM D J, KIM C H, et al. A prospective nationwide study of drug － induced liver injury in Korea. AM J Gastroenteral，2012，107（9）：1380－1387.

026 神经母细胞瘤侵犯肾脏

病历摘要

患儿男性，1 岁，主因"发现右上腹包块渐增大 20 余天"入院。

现病史：入院前 20 多天，家长无意间摸到患儿右腹部一包块，约鸡蛋大小，质中，无压痛，未予任何处置。随后家长发现患儿右腹部包块渐增大，无腹痛、恶心、腹泻、便秘等伴随症状，排气及排便后包块大小、质地不变。为进一步诊治入我科。

入院查体：神清，发育正常，无贫血貌，心、肺查体未见异常；腹部膨隆，脐周腹围 49 cm，最大腹围 53 cm，右腹部可触及一大小约 12 cm × 12 cm 的包块，过腹中线，下缘位于脐下 3 cm，质硬，无活动，无压痛，表面光滑，边界清，肌紧张，无腹壁静脉曲张，双下肢无水肿，胸骨和四肢无明显压痛。

辅助检查：C-反应蛋白（CRP）134 mg/L，LDH 3870 IU/L，羟丁酸脱氢酶 3164 IU/L，烯醇化酶 370 ng/mL，高草香酸 8.3（0.2 ~ 4.3）mg/24 h，香草基杏仁酸 60.5（3.4 ~ 51.4）mg/24 h。骨髓细胞学检查未见异常。

腹部 B 超提示：右肾上腺肿瘤，越中线，双肾动脉、腹主动脉中断，肠系膜上动脉穿行，腹腔干贴边，腹膜后淋巴结转移。

腹部增强 CT（图 85）示：右肾上腺肿瘤，肾积水，肝右叶下部受压，腹部大血管包埋、推挤。

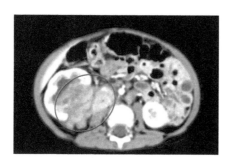

图 85　治疗前腹部增强 CT

全身骨显像示：第 4 胸椎及第 1、第 2、第 3 腰椎放射性增高。

入院诊断： 腹膜后恶性肿瘤：神经母细胞瘤Ⅳ期？

诊治经过： 入院后评估该患儿 INRG 为 M 期，COG 危险度分组为高危组，按照 COG 神经母细胞瘤高危组化疗方案，行术前新辅助化疗。第 1、第 2 个疗程化疗方案相同，具体为：环磷酰胺 50 mg，静脉注射，第 1～第 5 天；伊立替康 8 mg，静脉注射，第 1～第 5 天。第 3 个疗程化疗方案为：顺铂 20 mg，静脉注射，第 1～第 4 天；依托泊苷 50 mg，静脉注射，第 1～第 3 天。结束后评估：肿瘤缩小约 60%，LDH 400 IU/L，NSE 20 ng/mL。因肿瘤与肾脏关系仍密切，继续给予术前辅助化疗。第 4 个疗程的化疗方案具体为：长春新碱 0.7 mg，静脉推注，第 1 天；环磷酰胺 0.1 g，静脉注射，第 1～第 3 天；表柔比星 10 mg，静脉注射，第 1～第 3 天。第 5 个疗程化疗方案同第 3 个疗程。5 个周期辅助化疗后再次评估：肿瘤继续缩小近 65%，LDH 及 NSE 正常，肿瘤仍侵犯肾脏，决定行肿瘤并瘤肾切除手术。随即在全麻下行右肾及肿物切除术，术中所见：腹腔内无渗液，肿瘤位于右肾上腺区，切断肝肾韧带，暴露肿物见其大小约 5 cm×4 cm×3 cm，形状不规则，有包膜，质中，实性，色白，内侧被十二指肠后壁覆盖紧贴右深静脉浅方，小心保护上述器官，完整切除肿物，手触脊柱左侧未及明确肿物，肠系膜淋巴结普遍增大，冲洗瘤床，止血满意。清点器械无误，逐层关腹。术中出血约 10 mL。因术前贫血，输红细胞 200 mL。术后病理检查提示：患儿右肾上腺区肿瘤，肿瘤细胞呈中等大小，形态幼稚，核染色质粗颗粒状，圆形为主，核浆比大，肿瘤组织被纤维血管分隔呈小叶状，肿瘤细胞间可见神经毡。病理诊断为神经母细胞瘤，分化型，伴出血、小灶坏死及钙化。右肾肾实质内见肿瘤浸润，未侵犯肾盂。膈肌纤维骨骼肌组织可见肿瘤浸润。肾周纤维脂肪组织内未见肿瘤浸润。腹主动脉旁淋巴结 3 枚，可见肿瘤转移。免疫组化：S-100（＋＋），NSE（＋＋＋），Nestin（－），NeuN（＋＋），GFAP（－），NF（－），Synaptophysin（＋＋＋），ChromograninA（＋），P53（－），Ki-67（25％＋）。FISH 检测肿瘤 N-myc 基因扩增。术后患儿按神经母细胞瘤高危化疗方案继续治疗。术后第 1、第 4 周期化疗方案相同，具体为：长春新碱 0.7 mg，静脉推注，第 1 天；环磷酰胺 0.2 g，静脉滴注，第 1、第 2 天；表柔比星 10 mg，静脉滴注，第 1～第 3 天。第 2 周期化疗的具体方案为：环磷酰胺 0.15 g，静脉滴注，第 1～第 5 天；伊立替康 25 mg，静脉滴注，第 1～第 5 天。第 3、第 5 周期化疗方案相同，具体为：顺铂 20 mg，静脉滴注，第 1～第 4 天；依托泊苷 50 mg，静脉滴注，第 1～第 3 天。5 个疗程化疗结束后评估，骨髓、骨扫描、胸腹部增强 CT 均未见复发及转移征象，NSE 11.95 ng/mL（正常）；VMA/HVA 正常。评估结果为 CR。按治疗计划行瘤床放疗，具体方案为：总剂量 2880 cGy，共照射 18 次，每次剂量 160 cGy，每周 5 天，休息 2 天，放疗间歇期共静脉推注长春新碱 2 次。放疗结束后 3 天，患儿因呼吸急促，喘憋明显，再次就诊我院。查体：贫血貌，全身皮肤及黏膜未见出血点；咽部充血，扁桃体未见肿大；胸廓运动不一致，右侧呼吸动度下降，肋间隙饱满，右侧触觉语颤减弱，叩诊呈

实音，呼吸音消失；左侧呼吸音粗，可闻及少量干鸣音，未闻及湿
啰音。心率 158 次/分，律齐，心音有力，各瓣膜听诊区未闻及病
理性杂音。腹平软，未触及明显包块；双下肢未见水肿。化验血常
规：白细胞 $2.25 \times 10^9/L$，中性粒细胞 $1.05 \times 10^9/L$，血红蛋白
84 g/L，血小板 $137 \times 10^9/L$。小儿生化：碱性磷酸酶 135 IU/L，LDH
778 IU/L，羟丁酸脱氢酶 653 IU/L，磷酸肌酸激酶 MB 63 IU/L，余
未见异常。烯醇化酶 137.9 ng/mL，急行胸部 CT（图 86）检查示：
右侧大量胸腔积液，经胸腔穿刺后引流出草莓牛奶样胸腔积液，乳
糜试验阳性，胸腔积液浓缩检查肿瘤细胞阴性，并于左侧锁骨上窝
出现约鸡蛋大小肿物，超声提示：左侧可见多个结节，大者约
2.1 cm × 1.2 cm，未见淋巴门结构，血供丰富。考虑为肿瘤侵犯胸
膜所致，并出现远处淋巴结转移，诊断为右肾上腺神经母细胞瘤
（Ⅳ期，高危组）复发，家长拒绝继续治疗，自行离院，电话随访
患儿出院 1 周后最终死亡。

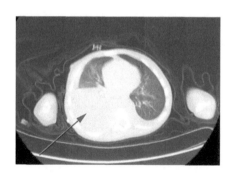

图 86　放疗结束第 3 天胸部 CT

病例分析

本例患儿为 1 岁婴幼儿，以腹部无痛性包块为首发症状。入院
查体：腹部膨隆，无腹壁静脉曲张，经脐腹围 49 cm，最大腹围

53 cm, 右腹部可触及一大小约 12 cm×12 cm 包块, 过腹中线, 下缘达脐下约 3 cm, 质硬, 无活动, 无压痛, 表面光滑, 边界清。腹部超声提示: 右肾上腺巨大占位, 越中线, 双肾动脉、腹主动脉中断, 肠系膜上动脉穿行, 腹腔干贴边, 腹膜后淋巴结转移。腹部增强 CT 提示: 右肾上腺肿瘤, 肾积水, 肝右叶下部受压, 腹部大血管包埋、推挤。全身骨显像示: 第 4 胸椎及第 1、第 2、第 3 腰椎放射性增高, 考虑骨转移。实验室检查: LDH 3870 IU/L, 羟丁酸脱氢酶 3164 IU/L, 烯醇化酶 370 ng/mL, 高草香酸 8.3 (0.2~4.3) mg/24 h, 香草杏仁酸 60.5 (3.4~51.4) mg/24 h。根据患儿病史、查体及辅助检查, 可初步诊断: 肾上腺恶性肿瘤, 神经母细胞瘤的可能性最大。

神经母细胞瘤是小儿颅外常见的恶性实体瘤, 多来源于肾上腺髓质或交感神经节, 故全身均可发病, 但以腹膜后腔最为常见, 据文献报道, 肾上腺发病占 50%~90%, 其次为脊柱旁神经节占25%, 再其次为纵隔占 20%, 颈部占 5%, 盆腔占 5%。由于神经母细胞瘤恶性度高, 发病部位隐匿, 发现时多已有邻近组织或器官的侵犯或远处转移。

患儿病程虽只有 1 个月, 但辅助检查已经提示存在骨转移、肿瘤附近的淋巴结转移及患侧肾脏受侵犯。当肿瘤侵犯肾脏时, 需要与肾脏原发肿瘤相鉴别, 临床最常见的是肾母细胞瘤。在接诊的神经母细胞瘤肾侵犯的患者中, 不乏在当地医院误诊为肾母细胞瘤, 并进行治疗, 效果不好, 最后转诊上级医院。故神经母细胞瘤肾脏侵犯与肾母细胞瘤鉴别诊断很重要, 尤其是术前, 在没有病理诊断支持的情况下, 需从以下几方面进行鉴别。①实验室检查: 最常用的指标即肿瘤标志物, 它是细胞在癌变的发生、发展、浸润及转移过程中所分泌、产生的一些活性物质, 存在于癌组织及宿主体液

笔记

中，以往检测肿瘤标志物只局限用于诊断，但近几年，随着分子生物学及免疫学的发展，检测肿瘤标志物也常用于疗效及预后的评估。神经母细胞瘤具有合成、分泌儿茶酚胺的特点，其代谢产物VMA 经尿排出增高，是较特异的肿瘤标志物，为诊断的重要线索之一，该患儿的 VMA 是增高的，但肾母细胞瘤患儿 VMA 正常。NSE 是临床诊断神经母细胞瘤的第二个常用实验室指标，它是糖酵解通路中的一种肝糖分解酶，存在于神经元及神经来源的细胞中，细胞被破坏时释放出来，对于神经母细胞瘤来说，也是一项高度敏感和特异的标记物，但并不能作为早期诊断较好的治疗。患儿 NSE 明显增高，符合诊断标准，肾母细胞瘤患儿的 NSE 不高。LDH 也是糖酵解通路中的一种重要的酶，肿瘤组织的糖酵解高于正常组织，所以恶性肿瘤患者血清 LDH 可增高，代表全身肿瘤负荷高。但其分布于肾、心肌、肝脏、肺脏等多种组织或器官中，因此特异性不高。患儿 LDH 也明显增高。②影像学检查：主要指超声及腹部增强 CT。腹部超声检查安全无创、快捷，可以显示肿瘤部位、形态、大小、血运情况、内部钙化及与周围组织脏器、腹部血管的关系，神经母细胞瘤的超声多表现为腹膜后类圆形、分叶状或不规则形的实性肿物，边界不清，以不均质低回声伴点状、斑块状强回声为主，瘤内钙化灶是其特征性表现。神经母细胞瘤常跨越中线向对侧生长，侵犯毗邻组织脏器，包绕腹部大血管，挤压或侵犯肾脏时，引起不同程度肾积水。患儿腹部超声就表现为越中线，双肾动脉、腹主动脉中断，肠系膜上动脉穿行，腹腔干贴边。腹部 CT 的表现两者也存在一定差异。神经母细胞瘤肾脏侵犯患者，其腹部CT 上可表现为肿瘤分叶、钙化、腹膜后淋巴结转移、腹主动脉包埋、下腔静脉包埋等，这些征象在肾母细胞瘤中不常见。该患儿腹部增强 CT 检查结果提示：患侧肾积水，肝右叶下部受压，腹部大

笔记

血管包埋、推挤。③骨髓细胞学检查及骨扫描：骨及骨髓转移对于神经母细胞瘤患者来说较肾母细胞瘤患者更常见。该患儿骨髓学检查未见异常，但骨扫描结果显示存在骨转移。

综合上述所有辅助检查，该患儿术前诊断神经母细胞瘤是明确的，并非肾母细胞瘤。随后我们按神经母细胞瘤对该患儿进行治疗，首先行术前减容化疗，肿瘤缩小明显，择期手术，术后病理支持神经母细胞瘤诊断。

病例点评

神经母细胞瘤是颅外最常见的神经系统恶性肿瘤，其恶性度高，生长迅速，有儿童"癌王"之称。该病的确诊依赖病理，在肿瘤较小时，可直接进行完整切除并获得病理结果，但临床中患儿就诊时常常已进入晚期，肿瘤巨大，已发生广泛浸润及转移，手术无法达到完整切除。此类患儿的诊断，发达国家及国内部分有经验的单位采取细针穿刺活检获得病理。对发生骨髓转移者，骨髓常规检查及流式细胞术检测也可获得病理结果。如不具备细针穿刺活检能力，骨髓无转移，可结合肿瘤标志物 NSE 及尿儿茶酚胺代谢产物与增强 CT、增强核磁、超声做出初步诊断，然后进行术前减容化疗，择期手术。术后继续化疗。

现代神经母细胞瘤的治疗强调按照不同危险度进行分层治疗。高危患者，在化疗的基础上增加瘤床放疗、自体造血干细胞移植支持下的超大剂量化疗，以及维 A 酸诱导分化治疗。只有这样，患儿才可能获得完全缓解，才可能不复发，获得长期无病生存。

分析本例资料，有以下几点值得注意：①本例患儿在发现腹部有鸡蛋大包块后并未及时就诊，1 个月后肿瘤已明显增大，出现压迫症状了才就诊，此时肿瘤已广泛浸润、转移，明显升高了肿瘤的分级，增加了治疗的强度和难度。提醒我们在临床工作中，要加强肿瘤相关知识的宣讲，让更多家长脑子里有儿童恶性肿瘤这根弦，发现问题，及时就医。②本病例肿瘤原发部位在右肾上腺，右肾受累，容易与原发于右肾的肾母细胞瘤混淆，临床中要注意二者的鉴别。一般说神经母细胞瘤的恶性度更高，常包绕腹部的大血管、神经生长，NSE、尿儿茶酚胺代谢产物异常增高，可区别于肾母细胞瘤。③神经母细胞瘤临床异质性很强，一些肿瘤不治疗可自然消退，而一些肿瘤恶性度很高，需要放疗、化疗、手术、造血干细胞移植等综合手段治疗才能获得较好预后。本病例在分层诊断上尚做得不够完善，比如病理缺乏 $N\text{-}myc$ 基因检测，缺乏肿瘤有丝分裂指数检测，病理也未报告分化程度等。在治疗上，未开展自体造血干细胞移植下的超大剂量化疗及放疗，虽然目前来看获得较好短期预后，长期预后如何尚难判断。提醒我们，今后尽可能使患儿资料完整，以此进行规范分级、分层治疗，对真正的高危患儿，采取综合手段治疗，以获取较好的长期预后。

参考文献

1. 乔中伟，李国平，王康安，等.儿童腹膜后成神经细胞瘤侵犯肾脏与肾母细胞瘤的鉴别诊断.中华放射学杂志，2005，39（7）：747－750.

2. ALBREGTS A E, COHEN M D, GALLIANI C A. Neuroblastoma invading the kidney. J Pediatr Surg, 1994, 29 (7): 930－933.

3. ROSENFIELD N S, LEONIDAS J C, BARWICK K W. Aggressive neuroblastoma simulating Wilms tumor. Radiology, 1988, 166 (1Pt1): 165－167.

罕见肿瘤病例

027 肝母细胞瘤伴性早熟

患儿男性，2 岁 11 个月，主因"发现上腹部包块 2 月余，拟行化疗"入院。

现病史： 2 个月前患儿家属无意中发现患儿右上腹部可触及包块，质硬，固定，伴食欲差、腹胀、便秘，频繁阴茎勃起，无发热，无腹痛，无恶心、呕吐，无皮肤黄染，就诊当地医院，给予对症治疗后未见好转，包块逐渐增大，未予诊治。后再次就诊当地医院，行腹部超声及腹部 CT 提示：肝母细胞瘤可能性大。故就诊上级医院，查 AFP 850 345.00 ng/mL，人绒毛促性腺激素 26.20 IU/L。腹部超声提示：肝右前叶实质内巨大高回声为主混合包块，大小约 14.0 cm×7.7 cm×13.1 cm。肝母细胞瘤，累及第一肝门及第二肝门，门脉右支瘤栓。余腹部实质脏器未见异常，未见异常形态淋巴结。腹部 CT（图 87）提示：肝母细胞瘤，累及第一肝门及第二肝门，门脉右支瘤栓。余腹部实质脏器未见异常，未见异常形态淋巴结。胸部 CT：肺支气管血管束增多，肺内未见实质浸润及肺转移瘤征象。

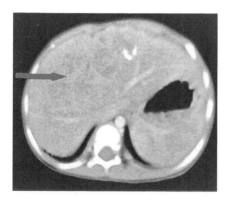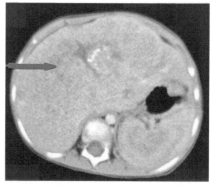

肝脏巨大占位；累及第一肝门及第二肝门，门脉右支瘤栓。

图 87　治疗前腹部增强 CT

入院查体：神志清楚，呼吸平稳，可见肝掌；双侧腹股沟可触及多发米粒大淋巴结，余浅表淋巴结未触及肿大。可见稀疏胡须。咽部无充血，双侧扁桃体Ⅰ度肿大，双肺呼吸音清，无啰音。心率 120 次/分，心音有力，心脏各瓣膜听诊区未闻及病理性杂音。腹部膨隆，未见腹壁静脉曲张，右上腹部可触及巨大肿块，过中线，质硬，固定，无压痛，边界清晰，剑突下 4 cm，右锁骨中线肋下约 6 cm。经脐腹围 55 cm，最大腹围 58 cm。脾肋下未触及，肝脾区无叩痛，移动性浊音（－），肠鸣音正常。可见阴茎略勃起，长约

5 cm,有稀疏阴毛。双下肢无水肿,四肢及关节无肿胀。

辅助检查:血常规:白细胞 9.78×10⁹/L,中性粒细胞 5.07×10⁹/L,血红蛋白 104 g/L,血小板 207×10⁹/L,余无明显异常。小儿生化:转肽酶 120 IU/L,碱性磷酸酶 196 IU/L,总蛋白 86.4 g/L,总胆固醇 8.64 mmol/L,肌酐 18 μmol/L,钙 2.85 mmol/L,磷 1.75 mmol/L,LDH 241 IU/L,余无异常。AFP＞60 500 ng/mL。hCG 26.20 IU/L（＜2.5）。性激素六项:睾酮 8.43 ng/mL（1.75～7.81 ng/mL），催乳素 12.98 ng/mL（2.64～13 ng/mL），促卵泡激素 0.28 mIU/mL（1.27～19.2 mIU/mL），促黄体激素 0.21 mIU/mL（0.29 mIU/mL），雌二醇 65 pg/mL（141 pg/mL），黄体酮 0.27 ng/mL（0.1～0.84 ng/mL）。

胸部 CT 提示:肺支气管血管束增多,肺内未见实质浸润及肺转移瘤征象。

腹部超声提示:肝右前叶实质内巨大高回声为主混合包块,大小约14.0 cm×7.7 cm×13.1 cm,边界清晰,内见钙化,大者范围约1.5 cm×1.0 cm,可见散在小囊腔,累及第一肝门及第二肝门,余肝组织实质回声均匀。肝内门脉右支充填高回声,较宽约0.7 cm。胆囊充盈,透声可,壁不厚,腔内未见结石。胰腺不肿,胰管无扩张。脾不大,实质回声均匀。双肾实质回声及结构未见异常,肾盂肾盏无扩张。未见腹水,未见明显肿大系膜淋巴结。印象:肝母细胞瘤,累及第一肝门及第二肝门,门脉右支瘤栓。余腹部实质脏器未见异常,未见异常形态淋巴结。腹部增强 CT＋重建:腹部膨隆,肝内见巨大不规则团块状混杂密度占位性病变,内可见斑片状高密度钙化影,平扫时边界模糊,增强后肿物不均匀强化,边界逐渐清楚,范围约144.0 mm×86.5 mm×131.8 mm,第1、第2肝门受压,可见不规则肝动脉增粗分支伸入,门静脉分支受压变细并模糊，肝中静脉显示短，与肝左静脉汇合处节段管腔偏细，肝右静脉显示细，胆囊受压下移并壁显著胰腺受压蜷缩状，密度未见明显异常，脾影饱满并花斑状强化，脾静脉显示模糊，双肾大小、外形可，密度未见明显异常，左肾静脉可见侧支增粗血管，左肾静脉于腹主动脉前至汇入处管腔变细小，肝段下腔静脉细小。腹膜后可见小软组织结节影。左下腹部肠管肠壁强化略显著。印象：肝脏巨大占位性病变——肝母细胞瘤？胆囊壁显著；脾影饱满，脾静脉显示模糊。左肾静脉见侧支增粗血管，左肾静脉于辅助动脉前至汇入处管腔变细小；肝段下腔静脉细小。腹膜后小淋巴结？左下腹部肠管肠壁强化略显著。心脏超声：三尖瓣少量反流；心内结构及心功能未见明显异常。

初步诊断：肝母细胞瘤？

诊治经过：入科后经过全面评估，按术前 PRETEXT 分期为Ⅳ期，属于高危，按我科 2009 年肝母细胞瘤方案行术前第 1～第 4 个疗程化疗，方案为：顺铂 [20 mg/(m² · d)，第 1～第 5 天] + 表柔比星（60 mg/m²，分 3 天）。复查腹部 CT（图 88），结果提示肿瘤明显缩小。AFP 明显下降（＞2000 ng/mL）。阴茎未再出现勃起。胡须及阴毛逐渐减少。行术前 4 个疗程化疗后于外院在全麻下行"肝脏肿物切除术"。术后病理：（肝脏肿瘤）结合临床、形态及免疫组化结果，符合肝母细胞瘤，上皮与间叶混合型，肿瘤大小为 8.0 cm×6.0 cm×4.0 cm，局灶烧灼缘可见肿瘤，未见明确脉管内瘤栓形成。行病理会诊：肝母细胞瘤（混合上皮和间叶型：20% 间叶型 + 20% 胚胎型 + 60% 胎儿型）化疗后改变；肿瘤见片状出血、纤维化、骨样基质、玻璃样变性及含铁血黄素沉积，可见髓外造血；（1 号片）淋巴结及（2 号、3 号片）管腔均未见肿瘤侵犯；肿瘤局灶紧邻离断缘。术后 AFP 766.6 ng/mL。阴茎未再出现勃起。

术后行5个疗程化疗，具体化疗方案同前，剂量随体重增减。2个疗程后AFP正常。术后第6、第7个疗程化疗因肾损害更换方案：长春新碱 [$1.5\,mg/(m^2 \cdot d)$，第1天] + 氟尿嘧啶 [$600\,mg/(m^2 \cdot d)$，第1天] + 表柔比星（$60\,mg/m^2$，分2天）。因表柔比星应用总剂量较大，术后第8个疗程更换方案为：依托泊苷（$100\,mg/m^2$，第1～第3天）+ 异环磷酰胺（$1.2\,g/m^2$，第1～第5天）。化疗同时给予美司钠0.25 g分别与异环磷酰胺间隔0、3、6、9小时解救。术后8个周期化疗后结束治疗，行全面评估：腹部超声、AFP、性激素等方面复查未见复发、转移。随后正规按时复查，包括AFP、性激素、腹部超声、腹部增强CT（图89）及各脏器功能评价。目前患

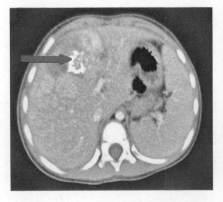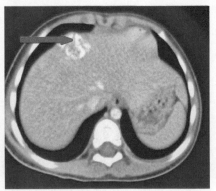

肝脏占位较前缩小；斑片状高密度钙化影。

图88　4个周期化疗后、术前复查腹部增强CT

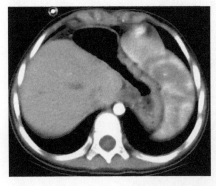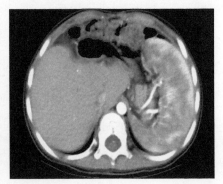

肝叶部分缺如，未见复发。

图89　治疗结束后复查腹部CT

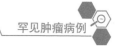
儿已全面停药 24 个月，复查均未见复发及转移可能。阴茎勃起及阴毛、胡须消失。

🔬 病例分析

患儿男性，发病年龄为 2 岁 9 个月，以"无痛性腹部包块伴阴茎增大勃起"起病。查体右上腹部可触及巨大肿块，有阴茎增大及频繁的阴茎勃起，有少量阴毛及胡须。腹部超声显示：肝左右叶实质内见巨大高回声为主混合包块。腹部 CT 显示：肝脏显示巨大团块状略低密度影，增强扫描动脉期呈不均质中等程度强化。AFP 明显升高。根据年龄、肝脏肿物及 AFP 升高，临床高度怀疑肝母细胞瘤。肝脏有肿物，血中 hCG、雌二醇、睾酮升高并伴随性早熟，考虑为继发性性早熟。

该患儿 PRETEXT 分期为Ⅳ期，腹部 CT 显示门脉右支瘤栓，故采用肝母细胞瘤方案行术前新辅助化疗，待肿瘤缩小、瘤栓消失后手术切除肿瘤。术后行 COGEvans 分期因切缘镜下有残留，分期为Ⅱ期，术后整体评估后危险度分组为高危组。手术后化疗 2 个疗程后 AFP 恢复正常，但雌二醇及睾酮恢复正常较 AFP 晚 2 个疗程，故术后增加了化疗疗程。在术后化疗过程中，出现肾功能异常，故更换化疗方案，采用个体化治疗。在肿瘤患儿的治疗过程中，密切监测脏器功能，注意药物不良反应，及时调整治疗方案。目前该患儿已停药 2 年，无病存活。

📋 病例点评

肝母细胞瘤是一种具有多分化方式的恶性胚胎性肿瘤，临床表

笔记

现不典型，常因家长发现患儿腹部膨隆或偶然发现腹部包块就诊，罕见情况下肿瘤细胞分泌 hCG，hCG 升高者部分有性早熟的表现，一部分无性早熟表现，所以对于发现肝脏肿物的患儿，即使发病时无性早熟表现，除了常规检查 AFP 外，同时应该检查血 hCG 水平。有 hCG 升高且伴性早熟者多见于男孩。肝母细胞瘤患儿雄激素的异常分泌有两种解释，异位性雄激素分泌和继发性雄激素分泌。即肿瘤细胞分泌过量雄激素及肿瘤细胞分泌 hCG 刺激睾丸间质细胞分泌雄激素。但值得注意的是，所有肝母细胞瘤所致性早熟的病例报道中，患儿均有 hCG 水平升高，提示肿瘤细胞分泌 hCG 是引起雄激素水平升高的一个原因；同时亦有报道显示肝母细胞瘤可分泌睾酮。究竟是哪种机制还是两种机制共同作用引起雄激素的异常分泌，目前较难判断。该肝母细胞瘤患儿也是男孩，发病时 hCG 升高，且伴有性早熟表现，与报道相符，伴性早熟的肝母细胞瘤患儿，同时应监测性激素水平。对于有性早熟表现的肝母细胞瘤，多数病理分型为混合型。该患儿术后病理为：肝母细胞瘤（混合上皮和间叶型：20% 间叶型 +20% 胚胎型 +60% 胎儿型）。

有文献报道，合并性早熟的肝母细胞瘤患儿血清 AFP 水平变化与其临床进程相一致，而血清 hCG 水平变化与临床进程并不完全一致，治疗过程中 AFP、hCG 水平变化也可不一致。该患儿即是如此，在进行化疗及手术切除肿瘤后，AFP 恢复正常，hCG 恢复正常的时间与 AFP 不同步，较 AFP 晚，提示 hCG 和 AFP 可能由不同肿瘤细胞分泌，这两类肿瘤细胞对化疗敏感性不同而导致这种现象。另外，有一部分研究认为，相比无性早熟表现的肝母细胞瘤，合并性早熟的预后差，也有研究报道，伴性早熟和 hCG 升高的肝母细胞瘤患者与一般肝母细胞瘤患者预后无差别，hCG 升高是否是肝母细胞瘤预后独立的危险因素还有待进一步随访总结。

笔记

总之，肝母细胞瘤是引起性早熟的、已知的、罕见的原因，应引起临床医师重视，避免误诊。临床医师应关注 hCG 改变、性早熟、肿瘤之间的交错关系，消化科、肿瘤科、内分泌科和其他临床科室医师需警惕无特殊性表现的隐匿肝脏肿瘤。

参考文献

1. 中国抗癌协会小儿肿瘤专业委员会，中华医学会小儿外科分会肿瘤专业组. 儿童肝母细胞瘤多学科诊疗专家共识（CCCG – HB – 2016）. 中华小儿外科杂志，2017，38（10）：733 – 739.

2. 牛会忠，王丽亚，王焕民，等. 伴 hCG 升高和性早熟的儿童肝母细胞瘤. 中国小儿血液与肿瘤杂志，2015，20（4）：189 – 191.

3. 黄东生，张谊. 儿童肝母细胞瘤的治疗研究进展. 中国小儿血液与肿瘤杂志，2015，20（4）：173 – 176.

028 神经母细胞瘤合并眼阵挛 – 肌阵挛综合征

病历摘要

患儿女性，1 岁 1 个月，主因"眼阵挛 – 肌阵挛 1 月余，超声发现腹部包块 20 余天"入院。

现病史： 入院前 1 个月患儿出现不自主摇头、眼球阵挛并逐渐加重，就诊当地儿童医院，查脑电图、肌电图、头颅核磁均未见异常。后逐渐出现坐不稳、不愿站立。20 天前就诊外院查腹部超声：左下腹紧贴脊柱左前方可见混杂回声包块，外侧紧邻髂腰肌，大小约3.6 cm×1.4 cm×2.1 cm，内可见多发粗点状钙化，部分区域略向椎间延伸。NSE 21.27 ng/mL，尿高香草酸/尿肌酐3.395（0.2～4.3），尿香草杏仁酸/尿肌酐25.172，尿肌酐1419 μmol/L。骨扫描、骨髓涂片检查未见异常。AFP 5.30 ng/mL。hCG＜2.00 IU/L。期间病情进一步加重，出现睡眠时全身阵挛、睡眠不安、反复哭闹、烦躁、易激惹、情绪差、语言倒退。

入院查体：体格发育正常，全身浅表淋巴结未触及肿大。神志清晰，易激惹，言语不清。头竖立不稳，双侧瞳孔等大等圆，直径3 mm，对光反射灵敏，双眼不自主杂乱阵挛，闭眼和睡眠时均存在，持物不稳，不能独坐，不能站立。四肢肌力5级，肌张力减低。四肢腱反射对称引出，病理征阴性，脑膜刺激征阴性。心、肺、腹查体未见异常。

辅助检查：血常规：白细胞12.73×10⁹/L，中性粒细胞6.44×10⁹/L，红细胞4.11×10¹²/L，血红蛋白103 g/L，血小板486×10⁹/L。LDH 294 IU/L。自身抗体谱阴性。免疫球蛋白A＜0.066 ng/mL。淋巴细胞亚群分析：在本次检测范围内，NK细胞占淋巴细胞比例略低，为2.78%（参考值3%～17%），其他各淋巴细胞亚群比例正常。B细胞数升高796/μL（参考值80～616/μL），NK细胞数减低，为64/μL（参考值84～724/μL）。

胸部CT结果未见异常。

腹部、盆腔CT（图90）：盆腔内左侧腰大肌前方见肿物影，大小约1.8 cm×1.9 cm，边界不清，密度不均，CT值约45 HU，病灶内见钙化灶，增强扫描呈不均匀强化，CT值约80 HU，病灶与左侧腰大肌分界不清，左侧髂动脉走行于病灶前方，分界尚清。腹膜后未见肿大淋巴结。盆腔未见肿大淋巴结。

入院诊断：神经母细胞瘤？眼阵挛-肌阵挛综合征？

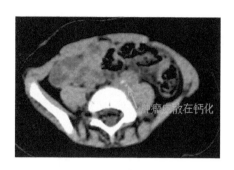

图 90 治疗前盆腔 CT

诊治经过：由于患儿肿瘤标志物基本正常，虽然影像学疑似神经母细胞瘤，但治疗首先选择手术，故入院后完善各项检查，在全麻下行下左腹膜后肿物切除术。术中所见：探查肿瘤位左骶前输尿管及左髂动脉深方，内侧及深方为髂静脉，正深方为骶骨，肿瘤质软，包膜薄，大小约 3.5 cm×2 cm×1.5 cm，粉红色，下方连接一直径为 0.6 cm 白色淋巴结，小心分离，完整切除。我院病理结果回报：送检局部附包膜灰红软组织一块，大小为 3.2 cm×1.8 cm×1 cm，切面灰黄、灰红实性质软。印象：（左腹膜后）淋巴结转移性神经母细胞瘤（其中发生淋巴结转移 6 个，切除淋巴结总数 12 个）。免疫组化结果显示：CD56（＋），CK（－），CgA（＋），GFAP（－），Ki-67（10%＋），NSE（＋），NeuN（－），S-100（－），Syn（＋），Vimentin（部分＋）。会诊病理：（左腹膜后）神经母细胞瘤，分化差型，MKI 2%～4%，并淋巴结转移（其中发生淋巴结转移 10 个，切除淋巴结总数 14 个）。免疫组化结果（外院）：Syn（＋），CD56（＋），CgA（＋），NSE（＋），Vimentin（＋），Ki-67（8%＋），S-100（散在），CK（AE1/AE3）（－），GFAP（－），NeuN（－）。*N-myc* 基因阴性（非扩增），*1p36* 未缺失，*11q23* 未缺失。结合年龄、MKI 指数、分化情况综合分析病理为预后良好型。修订诊断：神经母细胞瘤（中危组）。按我国《儿童神经母细胞瘤

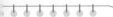

诊疗专家共识》进行化疗，方案为以下方案交替进行，方案一：长春地辛 1 mg（0.1 mg/kg），静脉推注，第 1 天；环磷酰胺 0.2 g（20 mg/kg），静脉点滴，第 1 ~ 第 2 天；顺铂 30 mg（3 mg/kg），静脉点滴，第 2 天；表柔比星 10 mg（2 mg/kg），静脉点滴，第 3 ~ 第 4 天。方案二：长春地辛 1 mg（0.1 mg/kg），静脉推注，第 1 天；环磷酰胺 0.2 g（20 mg/kg），静脉点滴，第 1 ~ 第 2 天；顺铂 30 mg（3 mg/kg），静脉点滴，第 2 天；依托泊苷 50 mg（5.3 mg/kg），静脉点滴，第 4 天。同时口服维生素 B_1 片（10 mg，3 次/日）、甲钴胺（250 μg，3 次/日）、辅酶 Q10 片（5 mg，3 次/日）营养神经治疗。4 个疗程化疗后患儿眼阵挛明显减轻，肌阵挛消失，竖头稳定，可短暂独坐，哭闹及易激惹明显缓解，睡眠改善。目前仍在规律化疗中。

病例分析

神经母细胞瘤（neuroblastoma，NB）是儿童常见的实体肿瘤之一，临床表现与原发肿瘤的位置、占位效应、是否转移及转移部位有关，但有 2% ~ 4% 的患儿临床首先表现为神经系统症状：快速眼运动、肌阵挛和共济失调等，即眼阵挛 – 肌阵挛综合征（opsoclonus myoclonus syndrome，OMS），也称为伴有 OMS 的 NB（OMS-NB）或副肿瘤综合征。OMS 病例中合并神经母细胞瘤的高达 30% ~ 50%。OMS 的诊断需要符合以下 4 条当中的 3 条：①眼球阵挛；②肌阵挛或共济失调；③行为改变和（或）睡眠障碍；④神经母细胞。该患儿初诊时年龄 1 岁 1 个月，以眼阵挛 – 肌阵挛起病，后逐渐出现坐立不稳、不能独站、易激惹、爱哭闹、语言倒退、睡眠不安等表现，诊断 OMS 明确。但当地医院对该病认识不足，单纯循着神经系统疾病查脑电图、肌电图、头颅核磁均未见异常。后反复就诊，于有经验的神经内科就诊，才行腹部超声发现盆腔中线脊柱旁肿瘤。进一步 CT 检查，显示肿瘤内有散在钙化，腹膜后多发淋巴结肿大，NSE 略高，无远处其他部位包括骨髓的侵犯，术前拟诊神经母细胞瘤，临床分期为 Ⅲ 期。因此，要谨记 OMS-NB 的完整诊断需要兼顾神经系统及肿瘤两方面的诊断，特别是对原发肿瘤的寻找。由于多数患儿的首发临床症状和体征都只有步态不稳、肢体抖动和（或）快速的无节律的眼球运动等共济失调、眼阵挛及肌阵挛的表现，没有肿瘤占位及转移表现。因此，建议对有 OMS 表现的所有患儿都应常规定期进行胸部、腹部增强 CT 检查，明确有无后纵隔、肾上腺、腹膜后或盆腔肿物。

🔲 病例点评

　　该例患儿为神经母细胞瘤合并眼阵挛 - 肌阵挛副瘤综合征病例，有文献报道合并 OMS 的 NB 预后比单纯 NB 要好，其主要原因在于 OMS 的存在使得肿瘤得以被早期发现，OMS-NB 患儿多为 Ⅰ 期或 Ⅱ 期（按照国际神经母细胞瘤分期系统标准），不需要术前化疗，手术完整切除肿瘤是 OMS-NB 患儿综合治疗中的最重要治疗手段，其他治疗手段还包括术后的化疗、放疗和免疫治疗。对 OMS-NB 单个个体而言，与不伴 OMS 的单纯 NB 一样，要根据肿瘤的分期、分级进行术后系统化疗。该患儿术后病理确诊为 NB，*N-myc* 基因阴性，为预后良好型。根据 2015 年我国《儿童神经母细胞瘤诊疗专家共识》，危险度分组为中危。术后按照中危 NB 规范化疗，获得满意疗效。

　　对于 OMS-NB 患儿引起 OMS 的病因，目前认为是一种免疫性疾病，是由于肿瘤细胞引起机体产生抗恶性肿瘤抗体，该抗体与神经元发生交叉反应引起神经系统损伤，与肿瘤细胞直接转移、浸润无关。文献报道在 OMS-NB 患儿血清中已监测到与神经元及小脑浦肯野细胞相结合的不同自身抗体。

关于 OMS 的治疗，多应用免疫抑制剂及免疫调节剂，包括类固醇激素、促皮质激素、丙种球蛋白、利妥昔单抗、环磷酰胺、血浆置换等。但即使采取多种治疗方法，也可能不能阻止神经系统后遗症的发生。有人建议将丙种球蛋白、血浆置换作为一线治疗，类固醇激素作为二线治疗。另外，利妥昔单抗可作为激素、丙种球蛋白等治疗效果不佳时的治疗手段。也有文献报告，单纯化疗也可缓解 OMS 症状。该患儿术前查免疫球蛋白 A 水平低于 0.066 7 g/L，考虑可能存在选择性免疫球蛋白 A 缺乏，属丙种球蛋白应用禁忌，未使用丙种球蛋白治疗。手术切除后，因考虑可能会影响手术伤口愈合及导致化疗期间感染等潜在危险，未同时给予激素治疗。按照诊疗共识给予 2 个疗程含环磷酰胺方案化疗后 OMS 症状明显改善。但鉴于目前尚无确切的能防止 OMS 复发的治疗，该患儿 OMS 的最终预后仍然无法准确预测。

总结该例资料，有以下几点值得我们注意：①一些 NB 患儿以眼阵挛 - 肌阵挛副瘤综合征为首发症状，当临床中发现眼阵挛 - 肌阵挛患儿时，大脑中一定要有 NB 的概念，给予纵隔、腹膜后相应的影像学检查及 NSE 肿瘤标志物检查，明确诊断。②眼阵挛 - 肌阵挛 NB 患儿治疗的关键是手术完整切除肿瘤，而且越早越好，术后配合含有环磷酰胺的化疗方案进行系统、多药联合化疗。避免因为肿瘤持续存在而导致的神经系统的不可逆损伤。③激素、丙种球蛋白及营养神经治疗，可作为一些患儿的辅助治疗，但不是 OMS-NB 的关键治疗。

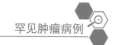

参考文献

1. 赵卫红，孙青，谢瑶，等.伴眼阵挛－肌阵挛综合征神经母细胞瘤的综合治疗.中华儿科杂志，2014，52（7）：540－553.

2. 刘颖，贺嘉，闻德亮等.神经母细胞瘤相关的眼阵挛.肌阵挛综合征研究进展.实用儿科临床杂志，2012，27（12）：950－952.

3. 赵文，王希思，黄程，等.系统化疗基础上联合大剂量丙种球蛋白及泼尼松对神经母细胞瘤患儿阵挛症状控制的可行性.中华实用儿科临床杂志，2018，33（18）：1423－1427.

029　肾透明细胞肉瘤合并下腔静脉巨大瘤栓

病历摘要

患儿男性，4岁2个月，主因"发现腹部包块3月余"入院。

现病史： 入院前3个月患儿无明显诱因左腹部隆起一包块，约鸡蛋大小，表面光滑，质硬，边界清，无压痛，活动度差，不伴血尿、发热等。就诊于当地三甲医院，行腹部增强CT检查，结果提示：左肾区见一巨大囊实性包块，大小约12.2 cm×17.1 cm，内见多发片状稍高密度影，边界清楚。增强见病灶环形及实性部分强化，囊性部分未见强化，见多发条状血管影穿行。其外侧残余肾高密度强化呈新月形"边缘征"。下腔静脉内见充盈缺损，左肾静脉显影不佳。肝脏大小形态密度未见异常，增强未见明显强化影。脾不大，未见异常强化影。膀胱充盈不良，未见异常强化。诊断意见：左肾区巨大占位，考虑肾母细胞瘤？下腔静脉栓子。建议结合临床病理检查。家长未从。次日就诊上一级医院，行腹部 B 超检查示：左肾区巨大占位，大小约 12.2 cm×17.1 cm，IVC 可见瘤栓，考虑肾母细胞瘤。为进一步诊治入我院。

入院查体： 神志清楚，精神反应可，贫血貌，全身皮肤未见皮疹及出血点，双侧腹股沟区分别可触及一黄豆大小淋巴结，质软，无压痛，与周围组织无粘连。心、肺查体未见异常。腹膨隆，腹部可触及一巨大包块，大小约 18 cm×15 cm，过腹中线，下极达耻骨联合上缘，表面光滑，质硬，边界清，无压痛，固定，肝脾肋下未触及，脐周腹围 50 cm，最大腹围 56.5 cm，全腹无压痛、反跳痛及肌紧张，双下肢无水肿，巴氏征未引出。

辅助检查：

腹部增强 CT（图 91，图 92）：左肾区见巨大囊实性包块，大小约 12.2 cm×17.1 cm，内见多发片状稍高密度影，边界清楚；增强见病灶环形及实性部分强化，囊性部分未见强化，见多发条状血管影穿行；其外侧残余肾高密度强化呈新月形"边缘征"；下腔静脉内见充盈缺损，左肾静脉显影不佳；肝脏大小形态密度未见异常，增强未见明显强化影；脾不大，未见异常强化影；膀胱充盈不良，未见异常强化影。印象：左肾区巨大占位，考虑肾母细胞瘤？下腔静脉栓子。

腹部超声：左肾区巨大占位，大小约 12.2 cm×17.1 cm，IVC 可见瘤栓，考虑肾母细胞瘤。肝不大，肝实质回声欠均匀，肝左叶及右叶内可见模糊回声偏强区，边界大致可辨，肝内外胆管无扩张，胆囊充盈，透声可，壁不厚，腔内未见结石。脾肋下未及，脾厚约 3.1 cm，实质回声稍粗。印象：肝左叶及右叶内局灶性脂肪浸润；脾偏厚，实质回声稍粗。

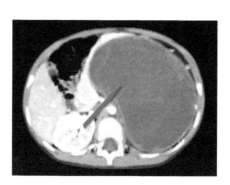

左肾巨大囊实性肿物；胰腺被挤压。

图 91　治疗前腹部增强 CT

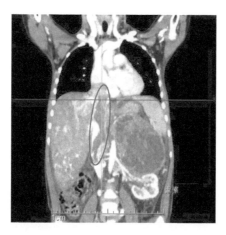

下腔静脉内见充盈缺损，左肾静脉显影不佳；下腔静脉内瘤栓可能性大。

图 92　治疗前腹部增强 CT

胸部 CT、全身核素骨显像及骨髓细胞学分析均未见异常。

入院诊断：左肾恶性肿瘤：肾母细胞瘤？

诊治经过：肿瘤巨大，来源于肾脏，下腔静脉、肾静脉见瘤栓，初步考虑肾母细胞瘤可能性大，依据 COG 治疗方案，按 WTSG-5-DD4A 方案行术前减容化疗。连续 4 个疗程。具体为：长春新碱＋表柔比星（长春新碱 1 mg，静脉推注，第 1 天＋表柔比星 13 mg，静脉注射，第 1～第 3 天）、长春新碱＋放线菌素 D（长春新碱 1 mg，静脉推注，放线菌素 D 160 μg，静脉注射，第 1～第 5

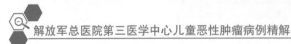

天）交替。结束后评估，复查腹部超声，结果提示：左肾母细胞瘤，大小约 14.3 cm×11.0 cm×14.7 cm，下腔静脉瘤栓较前略有缩小。腹部增强 CT 检查：左肾体积大，可见巨大混杂密度肿物影，大小约 12.0 cm×7.3 cm×11.1 cm，左肾静脉及下腔静脉可见低密度充盈缺损。右肾、胰腺未见异常。腹膜后未见肿大淋巴结。评估结果：化疗有效，肿物缩小 50%，瘤栓缩小，可行手术。完善术前检查，在全麻下行左肾肿物切除术 + 静脉取栓术。手术中所见：腹腔内少许清亮渗液，肿物来自左腹膜后，巨大，过中线约 15 cm×12 cm×9 cm，肿瘤与胰腺、十二指肠粘连紧密，主要来自肾上腺，小心分离至左肾蒂，分别结扎左肾动脉、左肾静脉残端，低位切断输尿管，结扎残端，肿瘤与膈肌、腰大肌粘连紧，分离后切除肿瘤约 1 cm×1 cm，瘤包膜与胰尾粘连，与胰尾组织一并切除，冲洗瘤床，止血满意。松解肝左右三角、冠状韧带、链状韧带，至肝裸区，暴露肝后下腔静脉，见其壁增厚，内可触及肿物，见其从上极至肝后中段，下极至左肾静脉水平，右肾静脉分支未及瘤栓，切开十二指肠框暴露充分，分别阻断下腔静脉远端、近端，切开静脉壁约 6 cm，见瘤栓乳白色质软，于静脉壁粘连可分，小心分离完整切除瘤栓见其约 5.5 cm×1 cm×0.5 cm（图 93 至图 95），以温盐水冲洗下腔静脉后，小心缝合静脉壁，分别松开近端及远端阻断钳，见血流涌出后结扎，见无渗血，冲洗左腹膜后瘤床。术后患儿病理回报（图 96）：①左瘤肾：送检肾脏切除标本 1 个，大小为 13.5 cm×12 cm×8 cm，附少量脂肪，表面粗糙，输尿管长 6.5 cm，直径 0.2 cm，肾脏一侧见一肿物大小为 13.5 cm×11 cm×8 cm，与周围分界不清，切面多房囊实性，内容物为清亮灰褐色液体，实性区为灰褐色，质糟脆，部分皮髓质分界较清，皮质厚 0.6 cm，髓质厚 0.6 cm，部分肾脏为灰白灰褐色，范围约 5 cm×2 cm×1.5 cm，质中。②受侵犯胰腺：灰白不整形组织一块，大小为 1.7 cm×1.3 cm× 0.3 cm。免疫组化：Vimentin（+），CK 灶性弱（+），EMA（-），S-100（-），Desmin（-）。③下腔静脉瘤栓：灰白不整形组织一块，大小为 5.1 cm×1 cm×0.7 cm，表面光滑，切面灰白，实性，质中。印象：（左）肾坏死、玻璃样变性、纤维化，仅见个别肾小球样结构，大小为 13.5 cm×11 cm×8 cm，符合肾透明细胞肉瘤表现。输尿管断端未见病变。（受侵犯胰腺）胰腺被膜增厚，纤维组织增生，玻璃样变性，炎细胞浸润。（下腔静脉瘤栓）镜下为玻璃样变性的纤维结缔组织伴炎细胞浸润。术后 1 周行瘤床放疗，180 cGy/d，每周 5 d，共 19.8 Gy。放疗后按 WTSG-M 方案继续化疗，连续 7 个周期化疗。两个方案交替，即 VAD、CE。VAD 具体为：长春新碱 1 mg，静脉推注，放线菌素 D 160 μg，静脉注射，第 1～第 5 天，表柔比星 13 mg，静脉注射，第 1～第 3 天）；CE 具体为：环磷酰胺 290 mg，静脉注射，第 1～第 3 天；依托泊苷 66 mg，静脉注射，第 1～第 5 天。化疗期间，每 3 个疗程复查腹部超声及腹部增强 CT、肺部 CT，均未见复发及转移。停止治疗后，第 1 年，每 3 个月全面复查 1 次，第 2 年，每半年复查 1 次，包括骨扫描。目前随访 33 个月，均未见复发、转移。

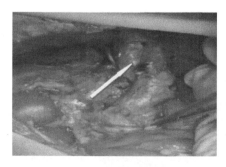

图93　术中见下腔静脉变粗

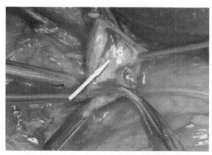

图94　术中切开下腔静脉取栓

笔记

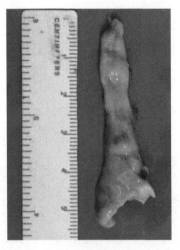

图 95　静脉瘤栓标本

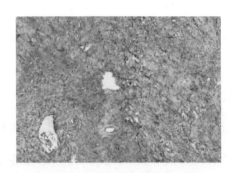

图 96　左肾肿物切除术后病理

病例分析

本例患儿为 4 岁学龄前男童，以腹部无痛性包块起病，无任何伴随症状。入院时查体贫血貌，腹膨隆，可触及一巨大包块，大小约 18 cm×15 cm，过腹中线，下极达耻骨联合上缘，表面光滑，质硬，边界清，固定，无压痛，脐周腹围 50 cm，最大腹围 56.5 cm。院外及我院的腹部超声、腹部增强 CT 检查，结果均提示左肾巨大占位；肾静脉、下腔静脉可见瘤栓。根据此结果，首先可以确定肿瘤来源于肾脏，且为恶性肿瘤。肾脏恶性肿瘤在儿童期最常见的是肾母细胞瘤，其次为神经母细胞瘤、恶性畸胎瘤、肾透明细胞肉瘤、肾恶性横纹肌样瘤等。入院后进一步查 AFP、NSE 等肿瘤标志物，进行初步鉴别诊断。做肺部 CT、全身骨扫、骨髓细胞学检查明确是否存在远处转移。患儿 AFP、NSE 正常，排除神经母细胞瘤和恶性畸胎瘤。肺部 CT、骨扫描、骨髓细胞学检查均未见异常，说明无远处转移灶。而肾母细胞瘤、肾透明细胞肉瘤、肾恶性横纹肌样瘤临床表现极其相似，术前很难鉴别诊断，只有靠术后病理、

笔记

免疫组化特点加以鉴别。由于本例患儿肿瘤巨大，过中线，并有瘤栓存在，Ⅰ期手术难以完整切除，故首先行术前新辅助化疗。考虑肾透明细胞肉瘤、肾恶性横纹肌肉瘤发病率低，且易发生骨转移、肺转移、脑转移，而患儿肺部 CT 及骨扫描均未见转移灶，但下腔静脉内瘤栓形成，故化疗采用了肾母细胞瘤Ⅳ期的化疗方案。连续4 个疗程后评估，肿瘤及瘤栓均缩小。此时适合手术。完善术前检查，行手术治疗。术后病理结果提示：肾透明细胞肉瘤。肾透明细胞肉瘤是一种罕见的肾脏恶性肿瘤，占儿童肾原发肿瘤的 2% ～7%。由于与肾母细胞瘤临床表现相似，早期被认为是肾母细胞瘤的一种预后差型。70 年代后期，有学者发现其病理特征、超微结构及生物学特点均与肾母细胞瘤不同，故将其完全与肾母细胞瘤分开。肾透明细胞肉瘤缺乏特异性临床表现，大多以腹部包块或异常隆起、贫血、腹痛等发病，少数以血尿、发热、食欲减退起病。患儿就是以腹部无痛性包块起病，无其他任何伴随症状。故术前被误诊为肾母细胞瘤。但术前化疗对患儿确实有效，肿瘤及瘤栓明显缩小。术后病理免疫组化示波形蛋白阳性，而细胞角蛋白、上皮膜蛋白、肌动蛋白、NSE、CD34、CD99 等均为阴性，提示肾透明细胞肉瘤。肾透明细胞肉瘤的治疗原则在明确诊断和分期的基础上，行手术、化疗和放疗的综合性治疗。治疗方案一般强于肾母细胞瘤。正是由于化疗方案的不断完善与强化，尤其加入了多柔比星、环磷酰胺与依托泊苷等化疗药物，目前肾透明细胞肉瘤的治愈率较前显著提高。患儿术后方案加强，治疗规范，按时、规律复查，严格随访，目前已经停止治疗33 个月，仍未见肿瘤复发及转移。

病例点评

肾透明细胞肉瘤（clear cell sarcoma of the kidney，CCSK）是一

种比较罕见的儿童肾肿瘤，约占据肾脏肿瘤的4%。该疾病多发于3岁以下的儿童，它在儿童肾脏肿瘤的发生率仅次于肾母细胞瘤，1970年以前一直被认为是预后不良型的肾母细胞瘤中的一类。后来Kidd和Marsden等学者发现，该肾脏肿瘤较易发生骨转移，且具有独特的病理学表现，故将其从肾母细胞瘤中划分出来。目前其发病机制尚不明确。

CCSK的早期临床特征和影像学表现缺乏特异性，容易与其他腹部肿瘤混淆。尤其是肾母细胞瘤。多由家属在为婴儿洗澡、换衣时偶然发现，除此之外少有血尿、腹痛等表现。国内有报道称，CCSK易侵入下腔静脉甚至达右心房，但罕见。该患儿发病时影像学提示下腔静脉内瘤栓形成，但未达右心房。与报道相符。除此之外，也有文献描述CCSK的增强CT呈虎斑、条纹样改变，其他儿童肾脏肿瘤中不常见，但也不具有特异性。如果患儿发病初就表现为肾脏占位，伴骨转移，可高度疑似肾透明细胞肉瘤。条件允许，首先选择手术治疗，如果只能先行术前减容治疗，化疗方案要谨慎。

到目前为止，确诊CCSK的金标准仍然是术后的病理结果，尽管在免疫组化上并无特异的标记物，但Vimentin、INI-1、Bcl-2为阳性及S-100、WT-1、CK、EMA、Desmin、SMA和CD34等阴性对鉴别诊断有帮助。文献指出，CCSK与肾母细胞瘤有着完全不同的生物学特征及基因表达特性，CCSK无*WT-1*基因转录因子且*P53*基因突变罕见。故建议将恶性肾脏肿瘤患儿的病理切片送至更富有诊疗经验的专科机构会诊，以免误诊而采取不恰当的治疗方案，影响预后。

CCSK患儿目前的治疗原则是多学科联合诊治模式，即患儿的诊断、定期疗效评估、治疗方案的修正等都由多学科讨论决定，为

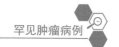

患儿的精准治疗提供了确切的依据。并且随着化疗方案的不断完善与强化，尤其加入了多柔比星、环磷酰胺与依托泊苷等化疗药物，CCSK 患儿的治愈率较前显著提高。

综上所述，总结本例患儿的诊治过程，有以下特点：①患儿术前评估后诊断为肾母细胞瘤，并按其方案进行减容治疗，但化疗确实有效，与文献报道不符；②术后病理送两家权威医院会诊，均为肾透明细胞肉瘤，诊断明确；③术后重新修订了化疗方案，加入了环磷酰胺、依托泊苷，同时联合瘤床的放疗；④停止治疗后一直按时、规律复查 33 个月，未见转移和复发。但需提醒临床医师，目前研究发现 CCSK 除容易发生骨和肺、脑转移外，肾周组织淋巴结也是常见的转移部位之一，故在患者的随访、复诊过程中也要十分关注。

参考文献

1. 郑超，李凯.肾母细胞瘤瘤栓诊疗进展.中华小儿外科杂志，2016，37（12）：950 - 953.

2. ASPIAZU D，FEMANDEZ - PINEDA I，CABELLO R，et al. Surgical management of Wilms tumor with intravascular extension：a single - institution experience. Pediatr Hematol Oncol，2012，29（1）：50 - 53.

3. HADLEY G P，SHEIK - GAFOOR M H，BUCKELS N J. The management of nephroblastoma with cavo - atrial disease at presentation：experience from a developing country. Pediatr Surg Int，2010，26（12）：1169 - 1172.

4. BROK J，TREGER T D，GOOSKENS S L，et al. Biology and treatment of renal tumours in childhood. Eur J Cancer，2016，68：179 - 195.

5. 中国抗癌协会儿科专业委员会，中华医学会儿科学分会血液学组.儿童肾肿瘤多中心协作方案诊治随访报告.中华儿科杂志，2016，54（11）：808 - 813.

6. UENOYOKOHATA H，OKITA H，NAKASATO K，et al. Consistent in - frame internal tandem duplications of BCOR characterize clear cell sarcoma of the kidney.

Nature Genetics, 2015, 47 (8): 861 – 863.

7. FURTWÄNGLER R, GOOSKENS S L. Clear cell sarcomas of the kidney registered on International Society of Pediatric Oncology (SIOP) 93 – 01 and SIOP 2001 protocols: A report of the SIOP Renal Tumour Study Group. Eur J Cancer, 2013, 49 (16): 3497 – 3506.

8. 虞峻崴, 李惠民, 涂备武, 等. 儿童肾透明细胞肉瘤的 CT 与 MRI 表现. 临床放射学杂志, 2016, 35 (3): 438 – 440.

030 骶尾部恶性生殖细胞瘤合并神经源性膀胱

📋 病历摘要

患儿女性，1 岁 3 个月，主因"腹胀、排便困难 2 月余，发现骶尾部包块 10 天"入院。

现病史： 入院前 2 个月，患儿无明显诱因出现腹胀，排便困难，无其他不适，到当地医院就诊，考虑便秘，给予润肠通便等药物（具体不详）治疗，连续 2 周，无效，未再诊治。10 天前患儿排便困难症状较前明显加重，并出现小便无力，呈淋漓状，再次到当地医院就诊，医师行肛门指诊时发现骶前肿物。随即行骶尾部超声检查，结果显示：骶尾部软组织内可见一实性低回声肿块，大小约 7.2 cm × 5.6 cm × 4.5 cm，考虑畸胎瘤。转诊上级医院，行腹部 + 骶尾部超声检查，结果提示：骶骨前直肠后可见一实性中等回声包块，大小约 7.1 cm × 4.7 cm × 5.6 cm。印象：骶尾部畸胎瘤或

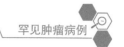

内胚窦瘤，侵犯骶尾部椎管。膀胱尿潴留，继发双肾轻度积水。为进一步治疗入我院。

入院查体： 神清，发育正常，无贫血貌，浅表淋巴结未触及肿大，心、肺未见异常，腹软，无压痛，肝脾未触及肿大，未触及明显包块，肠鸣音正常，四肢活动自如。骶尾部尾骨后正中可触及包块，大小约 5 cm×5 cm，质硬，无压痛，与周围组织界限不清。病理反射未引出。

辅助检查： 血常规：白细胞 $18.40×10^9/L$，中性粒细胞 $9.89×10^9/L$，血红蛋白 92 g/L，血小板 $662×10^9/L$。LDH：246 IU/L；AFP：446 000 ng/mL。

骶尾部增强核磁（图 97，图 98）：骶尾椎前方见巨大瘤体，大小约 7.4 cm×4.6 cm，累及骶椎（骶 3、骶 4 椎体）、椎管（骶 1～骶 3 椎体水平），病灶明显不均匀强化；双侧肾盂积水，双侧输尿管扩张；膀胱过度充盈。

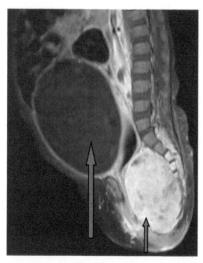

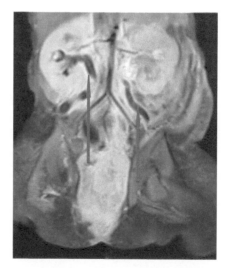

骶尾椎前方见巨大瘤体；膀胱过度充盈。

图 97 治疗前骶尾部核磁

图 98 扩张的输尿管、肾盂

入院诊断： 骶尾部恶性生殖细胞瘤？

诊治经过： 入院后根据 COG 颅外性腺外生殖细胞瘤分期标准，分为 Ⅱ 期。术前 3 个疗程的新辅助治疗，均为 PEB 方案，具体为：顺铂 8 mg（20 mg/m²），静脉点滴，第 1~第 5 天；依托泊苷 40 mg（100 mg/m²），静脉点滴，第 1~第 5 天；博来霉素 6 mg（15 mg/m²），静脉点滴，第 1 天。2 个周期化疗结束后，患儿骶尾部包块消失。复查 AFP，降至 58.54 ng/mL。腰骶平扫 + 增强核磁：骶骨前方见瘤体明显缩小，约 1.8 cm×3.3 cm，明显不均匀强化信号。骶 3、骶 4、骶 5 椎体骨质见片状强化信号。椎管内及脊髓内未见明显异常信号。膀胱壁增厚。评估结果：治疗有效，肿瘤缩小近 75%。随后行手术切除治疗。术中所见：取经骶尾关节倒弧形切口长约 8 cm，切开皮肤皮下，见肿瘤位骶前直肠后壁，大小约 4 cm×5 cm×3 cm，肿物实性，为黄色坏死样组织，骑跨于直肠后壁，沿边缘正常组织剥离肿物，于骶水平横断，将尾骨与肿瘤一起切除，冲洗瘤床止血满意，置引流管另切口引出，重建尾骨直肠肌环，修复皮瓣，逐层缝合伤口。术后病理（图 99）：符合（骶尾部）恶性混合性生殖细胞瘤（成熟型畸胎瘤 + 内胚窦瘤可能性大）化疗后改变（内胚窦瘤全部坏死）。纤维、脂肪、肌肉组织内见大片状坏死、大量泡沫细胞反应，其间见被覆假复层纤毛柱状上皮的小囊腔及散在分布的成熟脑组织。免疫组化：GFAP（＋）、Ki-67（1%＋）、CD68 组织细胞（＋）、AFP（－）、CK（－）、PLAP（－）、CD117（－）、GPC-3（－）。术后继续行术前方案化疗，连续 6 个疗程。目前处于随访阶段。结束全部治疗第 1 年，每 3 个月复查 1 次，复查内容包括：血常规、尿常规、便常规、AFP、骶尾部超声及增强核磁。第 2 年每 6 个月复查 1 次，第 3 年开始每年复查 1 次，均未见复发及转移。目前停疗 3.5 年。患儿初诊时小便无力，呈淋漓状，术前 3 个疗程化疗后明显改善，小便虽成线，但尿线较短，术后第

2个疗程化疗后小便再次呈滴沥,不能成线。复查骶尾部核磁(图100)提示:骶管内右后方、直肠后方见不规则强化影,考虑为原肿瘤压迫周围组织所致;膀胱过度充盈,壁凹凸不平,以后下壁为著,考虑神经源性膀胱。骶尾部、盆腔超声检查,结果提示:尿残留10~15 mL,考虑神经源性膀胱。建议定期导尿。此后,患儿家长自行导尿。期间患儿反复出现尿液臭味、尿液混浊等症状,查尿常规,结果提示:见大量白细胞。尿培养:可见多种病原菌。均在给予抗生素抗感染治疗后缓解。

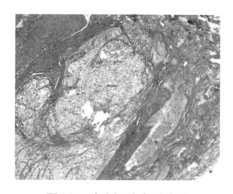

图99 肿瘤切除术后病理

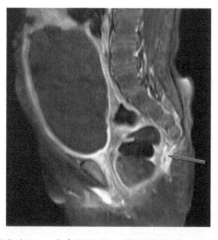

膀胱过度充盈,残余尿阳性;骶尾椎骨前未见复发灶。

图100 术后2周期化疗复查骶尾部核磁

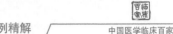

病例分析

患儿为 1 岁 2 个月婴幼儿，以腹胀、排便困难为首发症状，当地医院以"便秘、消化不良"治疗，效果不佳，进一步检查发现骶尾部占位。入院时查体：心、肺未见异常，骶尾部尾骨后正中可触及包块，大小约 5 cm×5 cm，质硬，无压痛，与周围组织界限不清。结合辅助检查，AFP 值 446 000 ng/mL；骶尾部核磁结果：骶尾椎前方见巨大瘤体，大小约 7.4 cm×4.6 cm，累及骶椎（骶 3、骶 4 椎体）、椎管（骶 1 ~ 骶 3 椎体水平），病灶明显不均匀强化；判断该肿物的性质应属于恶性肿瘤。骶尾部最常见的恶性肿瘤为恶性生殖细胞瘤，从病理角度可分为：恶性畸胎瘤、内胚窦瘤（卵黄囊瘤）、胚胎癌、绒癌。临床上常以混合型（含有两种或两种以上恶性组织成分）多见。该患儿 AFP 值明显增高，而 hCG 值正常，故首先可以排除胚胎癌、绒癌的诊断。

患儿入院后考虑病程长，肿瘤大，就诊时已经存在邻近器官骨及椎管内转移，按 COG 分期，暂时拟定为Ⅲ期，行术前新辅助化疗，为 PEB 方案。连续 3 个疗程后评估，骶尾部核磁及超声检查结果均提示肿瘤明显缩小，椎管内瘤灶消失，AFP 值也明显下降，说明治疗有效，适宜手术。为避免术后复发及转移，术中将尾骨连同肿瘤一并切除。术后病理回报：符合（骶尾部）恶性混合性生殖细胞瘤（成熟型畸胎瘤+内胚窦瘤），与入院诊断一致。

该肿瘤的恶性程度极高，如果发病时隐匿，不易被早期发现，而临床上一旦因肿瘤巨大引起压迫症状时，多半属于晚期。加上非专科临床医师对该病不了解，极易导致误诊、误治，错过最佳治疗时机。该患儿就诊时已经有 2 个月余的病史，在当地一直按"消化

笔记

不良"治疗。入院时肿瘤已转移至椎管内，引起腰骶椎管内脊髓受
压时间长，导致神经源性膀胱。神经源性膀胱也称下尿道神经肌肉
失调，临床表现为尿潴留、排尿困难（伴或不伴排便困难）、尿失
禁、尿频等，是由于调节排尿功能的中枢和周围神经系统受到损害
而引起的。该患儿尽管对化疗敏感，经术前 3 个周期的减容治疗
后，椎管内肿瘤已经消失，但对于神经压迫导致的膀胱功能紊乱症
状无明显改善。这说明肿瘤压迫神经时间过长，错过治疗时机，损
伤是不可逆的。该患儿将终身带尿袋或自行间断导尿。由于年龄
小，导尿不会配合，护理有一定困难，易导致反复泌尿系感染。该
病例提醒临床医师，在接诊以"呕吐、腹泻、便秘"为症状的患者
时，不要轻易诊断，一定认真查体，或做超声检查，以免误诊，延
误治疗。

📋 病例点评

性腺外生殖细胞瘤主要发生于中线部位，如骶尾部、纵隔、腹
膜后，其中骶尾部是最常见的发病部位。发生于骶尾部的生殖细胞
瘤主要为畸胎瘤，包括成熟型和不成熟型，但常常是良性成分与恶
性成分混杂存在。儿童骶尾部恶性生殖细胞瘤中的恶性成分大多为
卵黄囊瘤。分泌 AFP 是卵黄囊瘤的特征表现。因此，骶尾部肿块合
并血清 AFP 明显升高，是临床诊断恶性骶尾部生殖细胞瘤的重要
依据。

该例患儿为典型骶尾部生殖细胞瘤患者，但合并了神经源性膀
胱，总结该病例资料，有以下几点值得注意：①骶尾部生殖细胞瘤
好发于小年龄段儿童，大部分患儿在出生前或新生儿期即发病，该
例患儿诊断时仅 1 岁 3 个月，肿瘤已经巨大。推测发病可能在出生

前或出生后不久。由于肿瘤呈无痛性生长，部位隐匿，早期不易被发现。当出现排便、排尿异常时，肿瘤已经巨大，压迫直肠、膀胱，进入椎管。提醒我们尽可能常规开展出生后腹盆腔超声检查，以便早期发现患儿。对排便、排尿困难的患儿更要及时进行骶尾部超声检查，必要时进行核磁检查，以防漏诊。②骶尾部生殖细胞瘤常为多种组织亚型混杂存在，术前良恶性的判断，除临床症状、影像学资料外，还要结合肿瘤标志物 AFP、hCG、LDH 等的检测。③骶尾部生殖细胞瘤的恶性成分对化疗非常敏感，化疗后会出现变性坏死，提醒我们术前减容化疗疗程不宜过多，以防术后病理找不到恶性成分。由于瘤组织为恶性与良性成分混杂，化疗后瘤组织可能仍然很大，要考虑到可能为其良性部分，不能一味追求肿瘤的大小而选择手术时机。④该例患儿由于肿瘤进入椎管，压迫神经时间较长，造成神经源性膀胱，使得生存质量大大降低。进一步提醒我们早诊断、早治疗的重要。⑤现代治疗强调，骶尾部生殖细胞瘤手术切除肿瘤时，一定要同时完整切除尾骨，术中尽早结扎骶中动静脉，以防复发和转移。

参考文献

1. 李璋琳，张广超，赵强，等.影响儿童颅外恶性生殖细胞瘤生存率的临床因素分析.中国肿瘤临床，2005，32（13）：684－686，689.

2. 王会娟，曹嫣娜，李杰，等.儿童骶尾部内胚窦瘤的治疗探讨.中华小儿外科杂志，2013，34（10）：729－732.

3. 董悦.神经源性膀胱的 MRI 和 MRU 诊断方法研究.国外电子测量技术，2016，35（7）：60－62，84.

笔记